深层针灸

四十年针灸临证实录

毛振玉◎编著

中国科学技术出版社

·北京·

图书在版编目（CIP）数据

深层针灸：四十年针灸临证实录 / 毛振玉编著. —北京：中国科学技术
出版社, 2017.2（2024.6重印）

ISBN 978-7-5046-7329-9

Ⅰ.①深… Ⅱ.①毛… Ⅲ.①针灸疗法–临床应用–经验–中国–现代 Ⅳ.①R246

中国版本图书馆CIP数据核字(2016)第303603号

策划编辑	焦健姿
责任编辑	焦健姿　黄维佳
装帧设计	长天印艺
责任校对	龚利霞
责任印制	徐　飞

出　　版	中国科学技术出版社
发　　行	中国科学技术出版社有限公司
地　　址	北京市海淀区中关村南大街16号
邮　　编	100081
发行电话	010-62173865
传　　真	010-62173081
网　　址	http://www.cspbooks.com.cn

开　　本	710mm×1000mm　1/16
字　　数	165千字
印　　张	12
版　　次	2017年2月第1版
印　　次	2024年6月第3次印刷
印　　刷	河北环京美印刷有限公司
书　　号	ISBN 978-7-5046-7329-9/R·1954
定　　价	50.00元

（凡购买本社图书，如有缺页、倒页、脱页者，本社销售中心负责调换）

内容提要

　　本书是笔者从事中医针灸事业四十余年临床经验的总结。借"深层针灸"一词，涵盖地域与时间背景、复杂案例、针药配伍、针具妙用、针具革新及针灸临床思维的巧妙变通之意。通过近百个真实病案，详细讲述了针灸诊疗过程中如何准确选穴及穴位配伍，针药、针罐协同，针刺的深度与角度，针具的选用，针法的变换及在临床中的灵活运用。全书内容有利于启发读者的临床思路，具有较高的临床参考价值，适合广大针灸医师阅读。

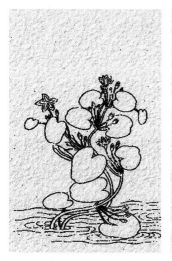
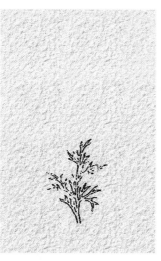
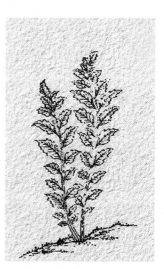

前　言

　　针灸医术在我国已有几千年的悠久历史。从上古砭石时代，到现代金属针具时代，致力于研究和从事中华民族针灸事业的先辈们承上启下地专注研究、临床运用，谱写出无数动人篇章。

　　可是，也有许多同仁感叹，治疗一个简单的疾病，手持银针，即便使尽浑身解数，仍然奏效甚微；接诊一个疑难杂症，费劲苦心，挖空心思，还是一筹莫展。这无疑阻碍了针灸事业的进展，使患者灰心丧气，更令医师颜面无光。

　　为什么将本书命名为《深层针灸》？笔者从事中医针灸事业四十多年，深切体会到，只有真正掌握了中医针灸这门深奥的技术，诊断才能环环相扣，祛病亦如风卷残云。本书是笔者心血和经验的结晶。希望借"深层针灸"一词，涵盖地域时间背景、复杂案例、针药配伍、针具妙用、针具革新及临床思维的巧妙变通。做到平心静气，诊断全面，选穴准确，针法灵活，针药与针罐配合使用。其中，穴位的配伍，进针的深度与角度，针具的选用，针法的变幻莫测，临证的随机应变，以不变应万变、以万变应不变非常重要。

　　本书收录病案百余篇，均为笔者从医四十余年真实所见，包括常见普通病症、地域性病症和疑难杂症。案例鲜明，诊疗独特，疗效肯定，希望通过本书能与广大针灸界同仁进行更多的交流和启发。

　　由于笔者才疏学浅，文中错误之处，还望广大同仁批评指正。

毛振玉

丙申年盛夏

目 录

深层针灸
四十年针灸临证实录

心得篇　医案篇　医话篇　医论篇　方药篇　杂谈篇

① 第一讲　心得篇

针灸疗法奥妙无穷，针灸手段妙趣横生，长针、短针、三棱针犹如刀枪剑戟斧钺勾叉，运用得当，治病犹如风卷残云。穴位探讨，针法运用，治疗方案，必须环环紧扣，对于各种复杂病症，必须做到胸有成竹，方能胜券在握。以下24篇经典案例帮你了解这其中的奥秘。

47 第二讲　医案篇

　　想成为一名医术精湛的针灸医师，就必须要多下苦功，多读书，多深悟，找到各种疾病的客观规律和内在联系。任何疾病几乎都有共性和个性，而且，共性偏多，个性偏少，这就是规律。只有掌握了这些客观规律，治疗起来才能得心应手。以下32篇临床案例希望能为广大读者起到抛砖引玉的作用。

93　第三讲　医话篇

患者发病不分时间地点，病情不分轻重缓急，在诊室里应诊，可以四平八稳，但如果在野外或特殊环境下遇到紧急病例，作为中医医师，该怎么办？想成为济世救人的名医，必须拥有处乱不惊、随时应对的能力。希望通过本讲22篇案例在紧急时刻的见解给您带来启发。

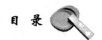

125 第四讲　医论篇

人体基本物质，以气血为先，气行血则行，气滞血亦瘀。反过来说，血行气则行，血瘀则气滞。许多时候，患者疾病急骤，如果按照常规的四平八稳疗法，就会延误最佳治疗时机。在这种特殊时刻，我们要发扬灵活机动的战略战术，迅速及时地介入对患者的抢救与治疗。这时，十宣穴、井穴和甲根穴就会显示出超凡脱俗的疗效了。

135 第五讲　方药篇

　　本讲仅7篇案例文章，为了突出深层针灸的特点，所以篇幅有限。这里主要针对现代人不喜欢煎汤药、不习惯喝汤药的情况介绍一些奇方妙招。药枕、泡洗、落叶药包都是行之有效甚至奇效，不妨一试。

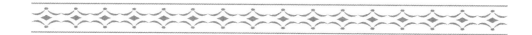

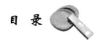

147 第六讲　杂谈篇

医师治病，若是常见病、地方病、多发病，这些都好处理。可碰上没病找病的事情怎么办？这种情况下，我们就要增加见闻，广学博闻，多学些看家本领，比如双手悬掌诊痼疾、双手化作核磁仪、计算人体精力兴衰周期、精心研究点时令致病的偏方等。本讲17篇文章是笔者总结的一些比较有特点的病案，供同道们参详。

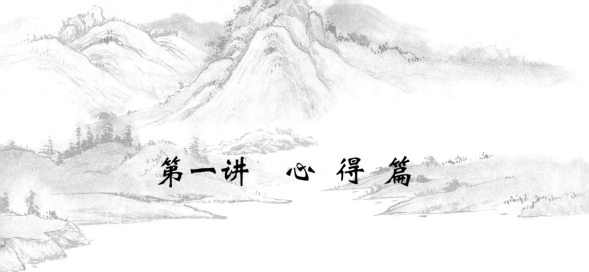

第一讲 心 得 篇

针灸疗法奥妙无穷，针灸手段妙趣横生，长针、短针、三棱针犹如刀枪剑戟斧钺勾叉，运用得当，治病犹如风卷残云。穴位探讨，针法运用，治疗方案，必须环环紧扣，对于各种复杂病症，必须做到胸有成竹，方能胜券在握。以下24篇经典案例帮你了解这其中的奥秘。

印堂穴的深层妙用

印堂穴是经外奇穴之一，有清头明目，通鼻开窍之功用。印堂穴位于人体的面部，两眉头连线中点。在降眉间肌中布有额神经的分支滑车上神经、眼动脉的分支额动脉及伴行的静脉。

印堂穴是维系脑血管及脑神经极为重要的枢纽，掌握好印堂穴的妙法妙用，许多脑部的疑难杂症就会迎刃而解。

因此，打通印堂穴极为重要。如同华夏挚友虚谷求道形容的那样：印堂穴开通，如站立峰顶，神清气爽，极目湖光山色尽收眼底，始而心旷神怡。

经几十年临床实践摸索中，笔者认为，印堂穴不但能治疗临床常规疾病，如鼻病，目痛，头痛眩晕，失眠，急惊抽风。运用多穴透刺法还能治疗许多临床上的疑难杂症。

（1）印堂穴透刺睛明穴：有效治疗近视、弱视、斜视、目内眦痛、眼目疲劳。

　　（2）印堂穴向下斜刺至鼻根：有效治疗失眠、焦虑、鼻炎、鼻渊、感冒鼻塞流清涕。

　　（3）印堂穴向上斜刺至明堂穴（前额正中）：有效治疗精神抑郁、头昏脑涨、记忆力减退、鼻炎、鼻出血。

　　（4）印堂穴横向透刺鱼腰穴（鱼腰穴即眉中穴）：有效治疗卒中、口眼㖞斜范围的眼睑下垂，眼眉下垂，眉棱骨痛。

　　（5）印堂穴斜刺透刺阳白穴：可以有效治疗青少年近视、弱视，前额疼痛。

　　【案例】本村附近有一位老太太，约70岁，常年眉棱骨痛，到处求医无效，经常自己捏挤眉棱骨部位，捏挤得眉毛都脱光了，还是不见好转，特来求治。

　　经过反复切脉，按诊，望舌，看不出有什么异常，老太太平时身体比较健康，甚至去医院也没有检查出是什么原因所致。我给她采取以下疗法：印堂穴横向透刺眉中的鱼腰穴，实行平补平泻不留针的快速针刺法，毫针刺入达眉中段的鱼腰穴，稍加捻转即退针。有人可能要问：再多留针一会效果不是更好吗？我的回答是：不必！

　　治疗过程中，我听老太太几次对她的先生说：还不都是你干的好事。我一听，什么干的好事？我也不好意思细问，就从话里话外听出了原因。

　　原来老先生是教师，批改作业很认真，为了不让老伴在家久等，就经常把学校批改不完的作业拿回家，晚上加班为学生们批改作业。老太太开始也没在意，后来发现作业本上的名字竟是带芝、凤、花、梅的名字，就渐渐多起心来，生怕老先生假装批改作业，实际上偷偷看情书。于是乎，老太太每天监视老先生是否在偷看情书，你说这哪跟哪的事啊。

　　老太太监视老先生批改作业的姿势尤其关键。坐在老先生对面吧，看不清作业本的名字和内容，坐在他侧面吧，视野更不方便。哎，老太太聪明，干脆坐在老先生的后面，趴在老先生的肩膀上监视老先生的每一个细微的动作和作业本上面的姓名和内容，这里需要说明的是，人的视力和视野具有统一性，就像我们平时看书，两只眼睛仅仅需要80％的注意力就可以不费力气看清楚。但是，如果是批改作业，两眼就需要100％的注意力才能批改好作业。在这里尤其重要的是，老太太是在老先生的背后监视老先生的一举一动，无疑眼睛距离作业本比老先生还要远20多厘米，多出这20厘米距离，无疑对老太太的注意力是增加了强度。

如此高度注意力的观察监视，一天两天没关系，十天八天也没关系，但一监视就是几年啊！一开始，老先生还美滋滋感到惬意，时间一长，一看老太太每天都这样陪伴自己批改作业，感觉不太对劲，心中暗想，是不是老太太有些心理扭曲啊？老太太是不是心理扭曲，咱们暂时不提。

您想，老太太几年如一日地睁大眼睛监视老先生，她受得了吗？古书曰：久视伤血，伤血即伤睛啊！这个原因就是她自己造成的，谁又能想得到呢，就是现代仪器也查不出来。

从老两口儿的只言片语中我了解了老太太的真正病因，并坚持按照自己的判断，认真为老太太针刺治疗十天，印堂穴横向透刺眉中的鱼腰穴，实行平补平泻不留针的快速针刺法，疗效还真的很好，老太太的眉棱骨痛消失了。

环跳穴的深层妙用

环跳穴属于足少阳胆经的一个极其重要的常用穴位。位于臀部的股骨大转子的最高点与骶骨裂孔连线的外1/3处。侧卧屈腿取穴，直刺深度因人胖瘦而定。主治腿股风，下肢痿痹。

笔者在几十年的临床实践中反复摸索发现，环跳穴的治疗范围和治疗效果已经不是当年仅限于的一部分病症，环跳穴还能治愈其他方面的疑难杂症。今天，笔者不揣简陋，把自己的一孔之见奉献出来，希望能起到抛砖引玉的作用。

（1）环跳透刺秩边穴：主治坐骨神经痛、腰椎间盘突出、腰椎骨质增生及妇科疾患（如白带过多、痛经、少腹胀、不孕症等）。

（2）环跳透刺会阳穴：主治下肢寒痛、肌肉痉挛、麻木、下肢不遂、便秘、便血。

（3）环跳穴透刺居髎穴：主治下肢痿痹、股骨头坏死。

（4）环跳穴透刺维胞穴：维胞穴位置在腹股沟部位，从环跳穴针尖指向前面的腹股沟部位斜刺。主治妇科疾患、结肠炎、疝气、阑尾炎等。

（5）环跳穴透刺承扶穴：主治下肢无力、腰酸腿空、腰肌劳损。

（6）环跳穴透刺环中穴：提高针刺环跳穴所治疗的腰部和下肢疾病的效率。

【案例1】2013年春天，有一位修车的小伙子来看病，自述由于修车时不小心扭了腰，动弹不得，故来求治，检查各项指标都未见异常，属于闪腰岔气，我首先就在小伙子环跳穴直刺一针，提针不拔出，直接再刺向居髎穴，再提针刺向秩边穴，再提针刺向承扶穴，针感迅速麻串至足底，起针患者起床下地活动自如。

　　【案例2】本村有一位中年妇女，平素身体状况特别好，有一段时间，总感到左侧腹股沟隐痛，白带增多。到医院检查，结果诊断为左侧严重附件炎，建议住院输液治疗。这位患者坚持不肯输液，来本所求针灸治疗，笔者按照望闻问切，八纲辨证诊断病因。患者舌根部苔白厚，少腹部膨胀，双足冰凉，下焦寒湿所致。每天上午午时，也就是上午11时后，针刺左侧环跳穴透刺腹股沟的维胞穴。这一针法不好掌握，必须用七寸芒针斜刺，手法尤其要轻捻缓进，针到患者感觉腹股沟部位热乎乎的，即时退针，不需留针。每天针刺1次。第七天，患者症状消失，自觉舒服，治疗结束。至今未复发。

风池穴的深层妙用

风池穴属足少阳胆经，位于枕骨粗隆直下凹陷处与乳突之间，斜方肌与胸锁乳突肌上端之间。

就是这个看似不起眼的穴位，在临床治疗中，发挥着不同凡响的作用。救治过无数身患绝症的患者。但是，如果运用不当，操作手法错误，会导致医疗事故的发生，甚至危及患者生命。

针刺风池既要找准穴位，更要掌握正确的针刺手法和针刺深度与角度。

（1）关于找准穴位的问题，这里就不再赘述。风池穴很好找，无论是初学者还是有经验的医师，难度不大。

（2）关于针刺深度的问题，许多病友反复咨询：到底风池穴应该针刺多深？笔者从几十年的临床实践中总结出以下观点：最浅针五分，最深针三寸，这要看患者颈部胖瘦而定，比较瘦者，针刺约五分深即可；颈部肥厚者，几乎可以针刺三寸深。最关键的是，深到哪里？实践证明：针尖深刺到颈椎骨为止，切切不可胡乱深刺，否则出意外那是眨眼之间的事情。

（3）针刺角度问题，一个风池穴，可以有多个针刺角度。

①从后向前平行直刺风池，针尖目标——双鼻孔。手法平补平泻不留针，针刺后，鼻塞症状立刻缓解或消失。

②从后向前平行略向上直刺风池，针尖目标——前额中央。手法平补平泻不留针，针刺后，感冒、头痛、无汗等症状立刻缓解或者满头大汗，感冒症状缓解一大半。

③从风池穴斜刺，针尖目标——对侧眼窝。即左风池向右侧眼窝，右风池向左侧眼窝。手法平补平泻不留针。针刺后，双眼模糊、视力下降、眼眶酸空、迎风流泪等症状明显缓解或消失。

④风池穴透刺风池穴，针尖目标——对侧风池穴露出针尖为止。手法平补平泻不留针。针刺后，脖颈不可俯仰或转侧，躺下时总感到枕头不合适、不舒服等症状明显缓解或消失。

⑤风池穴尽力斜向上刺，几乎是针体以15°斜刺，针尖目标——颅后。沿皮刺入1厘米。手法平补平泻不留针，针刺后，颅后部位明显舒服。主治：颅后头痛。

⑥风池穴透刺七个颈椎夹脊穴，即从一个风池穴进针，依次向各个颈椎夹脊方向斜刺。手法平补平泻不留针。针刺后，颈椎骨质增生、颈椎供血不足、颈椎活动不灵活以及颈椎部位畏寒畏风等症状明显缓解或痊愈（这个手法比较别扭）。

⑦完骨穴透刺风池穴，针尖目标——针尖从距离风池穴1厘米的完骨穴进针，轻捻缓进的向风池穴应该扎的深度斜刺。手法平补平泻不留针。针刺后，头昏脑涨、记忆力减退、智力低下、老年痴呆、反应力缓慢的症状明显缓解或痊愈。

⑧风池穴透刺风府穴，针尖目标——从风池穴进针，刺到风府穴为止。手法平补平泻不留针，针刺后，脑炎或者脑炎后遗症，如头晕头闷、精神萎靡、反应迟钝现象很快减轻，继续治疗几天，彻底治愈。

论点：其一，手法都是平补平泻；其二，必须是轻捻缓进的手法；其三，针尖的方向是决定因素，也就是指哪打哪；其四，针刺到位后不留针。我曾经反复试验过，如果留针几分钟以上的话，几乎就没有了这种好的效果，甚至毫无效果。

【案例】2013年夏天，张家口市一位小伙子因为患脑炎，在医院用激素治疗，病情多少有所缓解，没有痊愈，反而引起了双侧股骨头坏死，为此前来求治。

笔者采取风池穴透刺风府穴几次治愈了脑炎后遗症的头晕头闷、记忆力减退症状。对于双侧股骨头坏死，采取针刺环跳穴围刺三针，巨髎穴直刺二寸，悬钟穴直刺三寸，风市穴直刺二寸的针刺选穴方案。治疗1个月左右，脑炎和股骨头坏死基本痊愈，各种不良反应均已消失。

长效针埋线治疗疑难杂症的深层窍门

笔者的穴位埋线技术，是笔者1990年在北京中医研究院针灸研究所进修时学会的。由穴位埋线创始人之一陆建教授言传身教。20年来，笔者使用穴位埋线医术救人无数。许多患者疑惑而来，满意而回。穴位埋线技术不愧是祖国医学的宝藏。下面简要介绍埋线疗法和部分成功案例。

穴位埋线是将特制的压缩羊肠线埋入人体穴位，利用羊肠线对穴位的持续刺激作用治疗疾病。对许多疑难杂症有意想不到的效果。

（1）操作前准备：皮肤消毒用品（碘酊液）、乙醇棉球、注射器、镊子、三尖头埋线针或新型注线针，0～1号铬制羊肠线，利多卡因针剂（也有不使用局部麻醉的）、剪刀和创可贴等。

埋线多选肌肉比较丰满部位的穴位，以腰背部及腹部穴最常用。取穴要精简，每次埋线1～10穴，可间隔30天治疗一次。许多患者一次治愈，不需要第二次埋线。

（2）注线针埋线法具体操作步骤：常规消毒穴位处局部皮肤，皮下注射利多卡因0.1毫升，镊取一段1～2厘米已消毒的羊肠线，从注线针针尖的前端插入针头内，左手拇指和示指捏起进针部位皮肤，右手持针，刺入到所需的深度；当出现针感后，边推针芯，边退针管，将羊肠线埋植在穴位的皮下组织或肌层内，针孔处覆盖创可贴。对于面部和细小部位，可用7～9号注射针针头作针具，28号2寸长的针灸毫针剪去针尖作针芯，将00号羊肠线1～1.5厘米放入针头内埋入穴位，操作方法如上。

（3）注意事项：①严格无菌操作，预防感染。三角针埋线时操作要轻、准，防止断针；②线最好埋在皮下组织与肌肉之间，肌肉丰满的地方可埋入肌层，羊肠线线头不可暴露在皮肤外面；③根据不同部位，掌握埋线的深度，不要伤及内脏、大血管和神经（不要直接结扎神经和血管），以免造成功能障碍和疼痛；④皮肤局部有感染或有溃疡时不宜埋线，肺结核活动期、骨结核、严重心脏病或妊娠期均不宜使用本法；⑤未用完的羊肠线，可浸泡在75%乙醇中；⑥在一个穴位上多次治疗时应偏离前次治疗的部位；⑦注意术后反应，如有异常现象应及时处理。

（4）埋线医案

①埋线治愈子宫肌瘤症：目前，女性子宫肌瘤患病数量日益增多，极大影响了女性患者的身心健康。子宫肌瘤的治疗方法很多，仁者见仁，智者见智。

子宫肌瘤是多种多样的，病因各异，但是万变不离其宗，气滞血瘀是其根本原因。基于此，本针灸所根据八纲辨证的原则，严格诊脉，细心辨证，找到具体原因，综合考虑，科学选方，尽量精简埋线穴位，几年来治疗几个患者，效果都很好。

在此重点介绍治疗子宫肌瘤共性的埋线穴位，其他随证选穴以后再介绍。

共性选穴：子宫穴、中极穴、曲骨穴、后背的痞根穴、阴陵泉穴，均取双侧穴位同时使用。

埋线方法：在笔者的《神奇的埋线疗法》里有详细的介绍，这里就不单独叙述了。

【案例】有一位患者，子宫肌瘤10厘米左右，经过埋线一次，瘤体消失，临床告愈，至今四年来未复发。

②埋线治愈淋巴结结核：淋巴结炎和淋巴结结核是临床常见的病症，缠绵难治，患者痛苦异常，输液打针都不理想，即使是针灸治疗，也感到比较棘手。本诊所遇到几个这样的患者，都是应用埋线疗法治愈的。

方法：用碘酊液棉球消毒淋巴结的阿是点，再用75%乙醇棉球脱碘，利多卡因针剂向淋巴结的阿是点皮下注射0.25毫升药液，再用特制的穴位注线针从针尖部位倒装入特制的压缩埋线（羊肠线3厘米），然后，右手持埋线针顺着注射利多卡因的针眼方向刺入约5厘米深。如果淋巴结明显突出，可以把线直接注入淋巴结内部，如果淋巴结突出不太明显，把线埋入淋巴结部位的皮下即可，边推针芯边拔出针具。有几个淋巴结，就埋几个线。埋线完毕后，针眼部位贴敷创可贴。第3天，去掉创可贴即可。多数患者埋线一次就可以痊愈。少数患者10天后复诊，有个别淋巴结效果欠佳的，再补充埋线一次，效果相当可靠。

③埋线治愈甲状腺功能亢进症和甲状腺囊肿：甲状腺功能亢进症和甲状腺囊肿属于临床常见的疾病，各医疗机构都有许多治疗的高招。本针灸所主要靠针灸和附带针灸膏治疗治愈数十例，收到了很好的效果。

治法：针灸治疗甲状腺囊肿和甲状腺功能亢进症有着异曲同工之妙，分析其发病原因，基本上可以分为肝郁气滞型、痰湿郁阻型、风湿演变型三种。肝郁气滞型主要症状是颈项憋粗胀痛；痰湿郁阻型的主要症状是胸闷气短兼咳嗽不爽，痰液黏稠夹带气泡；风湿演变型的主要症状是胸部和颈项部位串痛刺痛，打火罐后可见黑紫色瘀斑。以上三种类型可单独出现也可同时出现。为了不延误患者的最佳治疗时机，笔者采取三种类型综合治理。主要针刺穴位是：印堂、廉泉、外金津玉液、天突、璇玑、膻中、上脘、中脘、关元、曲骨、横骨、足三里、三阴交、丰隆、太冲、内关、甲状腺区域。并且在颈项部位和胸胁部位反复打火罐，治疗15天左右，再在甲状腺和胸部任脉线路贴敷祖传长效针灸膏，1个月1个疗程。大多数患者1个疗程即可治愈。

【案例】2010年秋季，张家口市患者高某，女，60岁，突发剧烈咳嗽，咳声沉重带有怪声，随之甲状腺区域肿大，在市内大医院治疗无效，遂打听来到本针灸所求治。我主要针刺穴位是：印堂、廉泉、外金津玉液、天突、璇玑、膻中、上脘、中脘、关元、曲骨、横骨、足三里、三阴交、丰隆、太冲、内关、列缺等穴位，每天针灸1次，到第28天，咳嗽痊愈，唯有甲状腺部位还略带微肿，我就在患者的甲状腺部位两侧各三针，由中间横向向左右两侧方向埋线六根，患者至今没有复发。

④穴位埋线治疗糖尿病及其并发症（本所独创）：本所几经摸索和实践，终于总结出穴位埋线治疗糖尿病及其并发症的方法。

其一，糖尿病有其普遍性和特殊性，治疗糖尿病也要掌握其普通矛盾和特殊矛盾，只有如此才能掌握治疗糖尿病的本质和命脉。应掌握以下治疗原则。

其二，糖尿病为五脏同时受累，治疗时不能只单纯考虑某个脏腑或某个部位的问题。

其三，糖尿病病程长，不是一朝一夕就能治愈的。治疗糖尿病要采取扶正祛邪的方案，祛邪不伤正，扶正不留邪。

其四，糖尿病的治疗，如果单纯依靠西药控制，不亚于饮鸩止渴，即使血糖暂时得以下降，患者的五脏六腑已经慢慢受损。

其五，糖尿病的治疗，不能单纯依靠控制饮食，患者本身的营养已随着尿糖流失，身体已经很虚弱，再控制饮食，犹如因噎废食，身体就会慢慢拖垮。

鉴于以上五点，本所综合考虑，全面均衡，从数十个对糖尿病有益的穴位中筛选出十个有特殊作用的穴位，施行穴位埋线疗法。我们治疗十余例，取得了很好的效果，甚至不需要控制饮食。穴位埋线治疗后，三多一少的现象减轻或者消失，患者乏力症状得到改善。患者视力提高，视物不清的症状得到很好改善。多数患者可以不依赖西药降糖并逐渐停用。穴位埋线，微创无痛苦，每年只需埋线一次，费用低廉。

在此特殊说明，因为糖尿病患者本来身体虚弱，埋线后，条件好的患者，可以适当服用滋养品，可促进身体的复元。

穴位埋线的针灸效果可以持续10～15天，最长可以达到6个月左右，所以穴位埋线被称为长效针疗法。

为儿童治病的深层窍门

笔者自开办针灸所以来，几乎每天都离不开为儿童治病，所以，细心观察儿童的健康状况，寻找为儿童治病的窍门，就成了笔者几十年来的研究课题，儿童的生理病理特点、爱好是什么？在医学上，儿童与成人的区别有哪些？为儿童治病有什么诀窍？在此总结如下。

儿童属稚阴稚阳之体，药物过量或者用药不当，都会给儿童的身体造成不可想象的损伤。

为了避免儿童用药过量或用药不当，笔者摸索出一套少用药甚至不用药也能治病的行之有效的方法，在此推荐给大家。

（1）捏下颏治疗儿童厌食挑食：轻捏儿童的下颏，拇指从承浆穴起始，示指从廉泉穴起始，轻轻地舒张—合拢，捏几下都行。

（2）捏完骨风池穴治疗儿童学习记忆力差：拇指和示指合拢，从完骨穴滑捏到风池穴。

（3）点按印堂穴治疗儿童脾气暴躁：用中指指腹轻轻点按印堂穴，点按几下都行。

（4）轻轻捏鼻子治疗儿童伤风流清涕，捏几下都行。

（5）中指稍重手法点按大椎穴治疗和预防儿童重感冒，点几下都行。

（6）轻轻点按双灵穴，治疗儿童反应慢思维差，双灵穴在头顶，以百会穴为起点，向前两侧画成一个等边三角形，前两个角的尖端就是双灵穴。

（7）挠腋窝治疗儿童自闭症，挠几下都行，挠得孩子笑了，目的就达到了。

（8）中指指腹轻叩八髎穴，治疗儿童习惯性便秘和小儿腹泻，叩击几下或几十下都行。

（9）轻挠涌泉穴，治疗儿童发育缓慢和郁郁寡欢，挠几下都行，具有一定的辅助治疗作用。

（10）轻捏小手指的末端横纹，这是夜尿点，治疗儿童尿床，轻捏几下都行。

（11）用手指尖轻轻叩打阳白穴治疗儿童视力下降，叩打几下都行。

（12）点按同侧下关穴治疗儿童牙痛，点按到不痛为止。

（13）点按列缺穴治疗儿童咳嗽有特效，点按到不咳嗽为止。

以上治疗方法，不分疗程，不论次数，也没必要天天坚持，有时间点按几下即可，但手法要轻，不可强捏硬点，避免孩子的不适和恐惧。大人在哄孩子的同时，以捏为乐，以挠为乐，寓捏于乐之中，不花钱，无污染，无不良反应，更好地有利于儿童健康快乐的成长，何乐而不为呢？

【案例1】1995年夏天，本村一名小男孩，8岁，从3岁开始，常因感冒引发咳嗽久治不愈，气管炎发作不止，喉部常发出"咯吱咯吱"的拉锯声，各种治疗均无效果。

笔者每天在患儿的后背肺区部位华佗夹脊穴先点按，揉至潮红，再拔一个小号火罐。如此持续治疗20天，咳嗽哮喘诸症悉除。

【案例2】1994年，本村一位小女孩，10岁，尿床，四处求医未果，笔者嘱患儿的母亲拿药艾条，分成4份，每天灸双侧足底心，用至五根药艾条，十年来尿床症彻底治愈，至今未复发。

针灸治疗子宫脱垂的深层窍门

子宫脱垂是妇科临床常见的疑难杂症。单纯抗炎治疗无效，单纯按气虚补气也收效甚微，比较棘手往往影响患者的正常工作和生活。笔者认为子宫脱垂是一个比较复杂的综合症候群，其病因包括劳累、房事过度、下焦寒湿、气血凝聚、任脉失固、带脉失约、绝育术后并发症及食物残毒伤肝，肝经失养，导致宗筋弛缓，失去结缔组织约束。是什么因素引起的疾病，其共性的根源是什么呢？我们认为，气滞血瘀是其共性原因。笔者在临床大量实践中摸索发现，尾椎上侧的腰俞穴是病症的焦点所在，在这个穴位用三棱针点刺五针，再用大号的火罐吸拔30~60分钟后，可吸出黑紫色瘀斑或者黑血疱，用三棱针挑破血疱，扑敷滑石粉。再令患者仰卧，针灸关元穴和气海穴加双侧腹股沟（维胞穴），效果相当好，几次即可治愈。

【案例】中年妇女张某，患子宫脱垂多年，痛苦难忍，无法正常工作，多处寻医问药治疗无效，于是来本诊所治疗。经过诊断，该患者属于劳动强度过大，下焦寒凝血瘀所致。遂按以上的治疗方法施治，治疗15天，患者痊愈，未复发。

针灸治疗脑血管疾病的深层窍门

　　随着人们生活水平的提高，工作节奏的加快，脑血管疾病已成为威胁中老年人健康和长寿的第一号杀手。脑梗死、脑出血的患者越来越多，越来越趋于年轻化，我国每年死于心脑血管疾病近300万人，幸存者75%不同程度丧失劳动力，40%重残！

　　脑梗死和脑出血的病因很多，在这里不再一一赘述。患者刚刚出现症状时，大多都是赶紧去医院抢救，这样做是很对的，毕竟大医院既能迅速查明病灶部位，又有各种急救药物，还能及时开颅取出颅内瘀血，对于患者的及时救治起到了很好的作用。许多患者经过及时救治，部分患者收到了很好的效果，但仍有一部分患者致残，不仅降低了生活质量，为社会和家庭也带来了无法弥补的损失和负担。

　　为了挽救患者，提高他们的生活质量，将疾病带来的损失降低到最小程度，经过找到了针灸治愈脑梗死脑出血后遗症的好办法，今在此予以介绍，以帮助更多被脑梗死脑出血后遗症所困扰的患者。

　　以下为具体治疗方案，1个月1个疗程。

　　第一阶段：前十天。以单纯针灸为主，取穴：百会穴、四神聪穴、印堂穴、太阳穴、阳白穴，头针法的颞线区穴、风池穴、风府穴、天柱穴、大椎穴、膈俞穴，再分别加上四肢穴。不感觉凉的穴位可以不灸疗，患者感觉怕凉的穴位可以配合灸疗，如此守穴治疗，没有特殊情况不要随意更换穴位，这一点很重要。

　　第二阶段：按照一个月一个疗程计算，中间十天，针灸配合拔火罐。拔火罐的穴位是，患者感觉哪里不舒服，就在哪里拔火罐，先用三棱针点刺后拔火罐拔出积痰脓血，效果最佳。如果患者没有很明显不舒服的部位，就按常规，在风池穴、太阳穴、阳白穴、肩头部位、环跳穴、承山穴、太冲穴、百会穴等部位轮流拔火罐。百会穴拔火罐时，可以适当把百会穴周围剪掉一片头发以利于拔火罐，如果因此影响美观，也可用三棱针在百会穴点刺后挤出数滴瘀血。需要强调的是，患者有左右偏瘫的不同，取穴时，首先取患侧部位，几天后，可以患侧与健侧交替取穴，以利于平衡左右经络，不留后遗症。

第三阶段：即后十天，也是治疗过程中的最关键时期，此期的患者感觉出现某个或某几个手指不舒服，在不舒服的手指中部，用止血带或普通细线绳缠绕固定，井穴点刺挤出瘀血数滴，患者在局部症状可得以缓解，如此循环往复点刺放血，直至症状完全消失。

【案例】2011年2月接诊，患者王某，男，67岁，于2010年突患脑梗死、脑出血，在大医院治疗脱离危险后，遂来本诊所要求针灸治疗。初次接诊时患者走路不稳，言语不清，握拳无力，苔白厚腻，血压偏高，遂按上述方法，治疗1个月，患者痊愈，能到田地干农活，生活完全自理。复诊，患者各项指标良好，遂为其开活血化瘀汤药9副，以巩固疗效。

探讨：为什么在针灸治疗过程中会出现某个或某几个手指不舒服？我的观点是，手三阴经络是从胸走手的，手三阳经络是从手走头的，既然能从手走头，那么也可以再从头返回手指。颅内有瘀血造成脑梗死，严重一些的造成脑出血，经过数十天的针灸火罐治疗，经络比较畅通了，头部的瘀血就从头部回流到手指头，此时，及时地在手指井穴放血，就把脑瘀血的瘀血从这里排出了。许多患者经过如此治疗，几乎痊愈，重返工作岗位，即使不能正常工作，至少也能自己料理自己大小便和吃饭穿衣等基本的活动，给家人减轻了许多负担。

针灸治疗口眼㖞斜的深层窍门

治疗卒中口眼㖞斜是中医针灸的专长，但有一部分此症患者还没有达到完全治愈，只是感觉不影响工作和吃饭就认为已经好了。其实不然，等到大笑或其他明显面部活动时，还有一点点不利索，这种现象医师甚至患者往往都不在意。其实不然，这种程度的痊愈仅仅属于基本痊愈，往往到第二年或者第三年又出现第二次口眼㖞斜，第二次口眼㖞斜常与第一次患病位置相反。此时，任凭你怎样下功夫针灸治疗，彻底痊愈的希望都非常渺茫。

笔者经过几十年摸索，总结出一套能够切底治愈卒中、口眼㖞斜的方法。当然也需要患者的密切配合。

针灸治疗卒中口眼㖞斜取穴的重点是攒竹穴和地仓穴。你可自己试试看，如果要想睁大眼睛，哪个部位最吃劲？是攒竹穴。如果您想咧嘴，哪个部位最吃劲？是地仓穴。也就是说，想睁大眼睛，眉头先动，想咧嘴，嘴角先动。这两点也是治疗卒中口眼㖞斜的诀窍。理解了这两点，就好办了。针灸治疗卒中口眼㖞斜的常用穴，在此不再赘述。我要介绍的是治疗卒中口眼㖞斜几乎达到最后的阶段了，患者瞪眼时有些眉头下垂，大笑时，嘴角还有些㖞斜，尤其是人中沟位置还达不到十分居中，患者症状虽然有很大缓解，但仍不能属于彻底痊愈。

究竟最后阶段怎么治？我的办法是，哪个部位没有完全纠正，就在这个部位消毒后用三棱针点刺一下，用小号火罐拔出瘀血数滴，可反复治疗至彻底治愈为止。

最关键的是地仓穴和攒竹穴，即使是用最小的火罐也没办法在这两个部位拔火罐，今天就教大家一个办法。

用一次性注射器5毫升、10毫升，把注射器拉出针杆，底部用小钢锯截掉，制作成一个伸缩自如的抽气罐。用橡胶皮套套在注射器针杆上起固定作用，等到注射器针杆抽吸到最近部位时，把橡胶发套向前推移到针管尾部，这样，针杆就被橡胶皮套紧紧固定在所需要的部位了。接下来，就可以按照拔火罐方法施治了。

如此反复治疗卒中口眼㖞斜，患者就能达到完全治愈。

请看我摄制的图片，其中包括小火罐、抽气罐和注射器抽气管，一一列出来，读者一目了然。

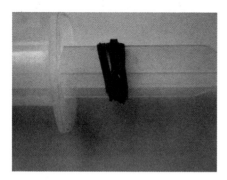
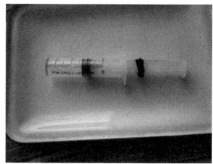

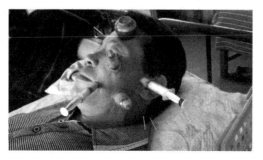

针灸治愈颈椎型冠心病的深层窍门

冠状动脉粥样硬化性心脏病是冠状动脉血管发生动脉粥样硬化病变而引起血管腔狭窄或阻塞，造成心肌缺血、缺氧或坏死而导致的心脏病，常被称为"冠心病"。过去冠心病所致死亡主要是老年群体，现在发病分布于各个年龄段，发病率呈逐年上升趋势。

有一种冠心病是由颈椎病引起，症状与冠心病相似，临床常将颈椎病误诊为冠心病，我将之称为假性冠心病。这种病一旦发作，病情较为危急，但症状缓解后很快恢复如常人。现为大家介绍一病例。

【案例】这是10年前的事情，小伙子经常闹个冠心病大发作，折腾得死去活来。我曾经为患者仔细诊过脉，脉象正常，苔白腻，心前区触诊正常，血压正常。那么，冠心病从何而来呢？舌苔白腻仅仅提示胃寒湿，不至于引起冠心病大发作啊！胃脘寒湿寒凉严重时可影响到心脏，患者可有心悸。我在给患者背部推火罐时偶然发现患者的颈部位僵硬，患者也诉颈部经常难受，难道他的冠心病是与颈椎有关系吗？详细询问病史，医院曾诊断为颈椎骨质增生压迫心脏神经导致冠心病发作。

治疗这种假性冠心病，应治病求本，这是中医学治疗基本原则，既然他的冠心病是因颈椎骨质增生压迫神经所致，就应该在颈椎上寻根求源。

先给大家说个小窍门，我治疗颈椎病不管是哪个颈椎骨质增生，连七个颈椎一起治疗。即把后颈部分为三部分，颈左、颈右、颈中。

先在后颈部左右两侧作为治疗点，皮肤严格消毒后，用三棱针分别点刺五针，而后选择大小适当的小号火罐，用纸条点燃扣住火罐，时间30分钟左右。如果后颈部位凹凸不平，抹一点凡士林膏就容易拔火罐，后颈分三面，每面各拔一罐足矣。每天都可以拔，直至拔不出来瘀血为止，疾病痊愈。

这是以拔火罐的中心为准，点刺5针，这其中包括风池穴、天柱穴、完骨穴，但是不按穴位定义，按梅花点似的点刺五针即可。用纸条点火罐而不用乙醇棉点火罐的原因是乙醇棉点火罐效率低。起罐后，拔出许多黑紫色的瘀血，这是第一步。第二步是在患者的后颈部中间位置照样三棱针点刺，拔小号火罐30分钟左右，通过透明玻璃火罐可以看到拔出瘀血的数量和程度，适时起罐，又拔出许多黑紫色的瘀血。此时，患者的症状大大缓解。就这样，仅仅治疗几次，困扰患者多年的假性冠心病宣告临床治愈，至今十余年未复发。

骨质增生为什么需要拔火罐放出瘀血？因为骨质增生属于风湿已经入骨，或者劳损导致血瘀入骨，形成瘀血，久之导致骨质长疱，好像平地突然长出个蘑菇一样，这就是骨质增生的现象发生，理解了这一点，再治疗骨质增生就得心应手了。

针灸治疗产后泌乳不足

大多数人认为，妇女病不外乎包括经、带、胎、产诸症，可是就忘记了乳症。乳症包括面很广，如缺乳、积乳、吹乳、乳腺增生、乳腺纤维瘤、乳腺癌等。

数年来，我经过反复探讨，把乳房疾患归纳为七大类型，并分别辨证施论。①气滞型：用疏肝理气法；②血瘀型：用活血化瘀祛瘀法；③乳积型：用特殊排乳法；④乳罩型：用更换乳罩或者取消乳罩法；⑤瞎捏型：嘱咐患者自我保护法；⑥金豆子型：用心理疏导法；⑦吊乳型：用四通八达调奶法。把乳腺疾患类型区别清楚了，治疗起来就得心应手。

【案例1】患者苏某，因为哺乳结束，没在乎回乳问题，硬憋着，把右侧乳房乳头下憋出硬疙瘩，红肿剧痛，乳头回缩成一凹陷，彩超结果：乳管扩张。医院认为乳头凹陷有癌变的危险，建议手术摘除病变部位。患者因惧怕手术，经人介绍，来本诊所针灸求治。

我仔细一检查，患者不但乳头下部乳管堵塞，而且乳房上部还有一个硬结，用穴位诊疗仪（笔者自创，戏称为"探雷器"）检查，硬结部位发出"嘀嘀"的警报声，但乳管堵塞部位并没有警报响声，这说明乳房上部的硬结属于瘀血阻滞。一个乳房，两种病因，必须区别治疗。

乳头下部的乳管扩张乳汁堵塞部位采取阿是穴针刺法，即在此部位扎8针，在乳房上部硬结部位扎3针，在膻中穴上、下对刺2针。针刺三天后，患者感到逐渐缓解，两个硬结也明显软化。这时，在乳房上部的硬结部位三棱针点刺，而后用小号火罐吸拔出黑紫色瘀血。在乳头下部位的乳汁堵塞处用小号抽气罐直接在乳头上适度地抽吸，抽出不少黏黄的残存乳汁。针刺穴位按照前三天的穴位不变。就这样如此连续针刺，连续拔瘀血，抽残存乳汁，10天左右，病症减去一多半。因临近春节，且路途远往返不便，我就给患者开具辅助治疗的汤药7副服用。年前，患者来电，告知病已痊愈。

【案例2】母乳是婴儿最佳食品。2013年1月，沙岭子镇屈家庄村一对小夫妻来本诊所，因为早产，起初无法给婴儿哺乳，每天只好用吸奶器辅助吸奶，以减轻乳房胀痛，等到婴儿有吮奶能力了，妈妈的乳汁却没有了。经介绍来本诊所求治。

检查：患者双侧乳房软绵绵的空空如也，没有形成乳汁堵塞就是不幸中的万幸。一般气滞积乳型好办，只要开气通络即可。可是，若无乳汁，如同库房没有货物，还需要到五脏六腑去调拨货物，这就无疑增加了治疗的难度。此时可用四通八达调拨生乳法：以膻中穴为中心上下左右各一针，两个乳房的中段部位上下左右各一针，均向乳头方向斜刺。足三里穴，每穴一针，各穴位都采取深刺久留针的针法，五天基本治愈，再巩固两天，共针刺七天，双侧乳房乳汁充足，婴儿每天都可以吃得饱饱的。

针灸法急救休克的深层窍门

休克是临床常见急症。患者往往情况紧急，医师应沉着冷静，从容面对。

【案例】2009年10月14日，我接到求救电话，本村张某的妻子突然休克，我急忙赶到患者家中。

患者蓬头垢面歪躺在床上，口唇处流出一摊白色黏液，患者脉象平和略带微沉弦，牙关紧闭，无法查看舌苔，手足指（趾）端冰凉，应属于寒凝气滞蒙蔽清窍的痹症。

治疗：针刺穴位为印堂穴（醒神）、人中穴（清窍）、右内关穴（稳心）、左大陵穴（开心）、右太溪穴（扶正）、双足三里穴（温经散寒，鼓舞全身正气）。针刺手法，轻捻缓进，大约5分钟后，患者嘴角和眼角微微颤动，大约10分钟后，患者睁开双眼，慢慢地出了一口气，随后神志全部清醒，双手足逐渐恢复了温暖，询问身体感觉，能说清楚不难受了。此后没有再发作休克。

银针慢刺印堂穴治疗失眠

神经衰弱性失眠是中老年的常见病症，近些年逐步向青少年人群发展。患者辗转反侧，入睡困难，或寐而不酣，时寐时醒，或醒后不能再寐。患者精神萎靡，记忆力差，反应迟钝，极大影响了学习和工作，影响身心健康。

神经衰弱性失眠病因比较复杂，本诊所经过多年研究探讨，认为印堂穴对治疗神经衰弱性失眠具有得天独厚的效果，对许多神经衰弱性失眠患者采取单独使用针刺印堂穴治疗取得较好的疗效。

印堂穴位于两眉之间，在督脉经络的正中线上，目前暂定为经外奇穴，对于激活脑细胞和安稳脑神经具有双重的调节作用。针刺时的手法重刺急出具有治疗休克的抢救作用，慢刺久留具有镇静神经的特殊作用。本人运用此法，曾经抢救过多次休克患者，治疗过数百位神经衰弱性失眠患者，都取得了意想不到的疗效。最关键的是，针刺时手法慢到什么程度才效果好，进针时手法慢到从进针到针刺入达到理想的深度，需要一分钟时间效果最理想。具体说，是用1分钟时间针尖向下30°斜刺到两目内眦中点凹陷处为止，留针不少于1小时，时间越长效果越好。我初学针灸时，采用快针手法，一针扎到位，其效果皆不理想。

对于神经衰弱性失眠患者，每例患者针灸治疗疗程不得少于1个月，否则不易治愈且易复发。由于每次只单独针刺一针，患者们极易接受治疗，而且当天见效，且效果越来越显著，不但近期疗效好，而且远期疗效更是令人满意。

何为印堂？顾名思义，古代朝堂放置玉玺或者军队军机处放置龙虎帅印的地方，放置大印的地方是具有举足轻重的生杀大权和决定扭转乾坤的地方。古人云：眉头一皱，计上心来。眉头一皱，皱在哪里？自己试试，正好皴在印堂穴部位。现代科学证明，人的大脑里有个松果体，松果体具有超声波的原理，人的眼睛一旦失明，松果体就在印堂部位为人导航。盲人为什么不会轻易掉在河里，也不会轻易撞到树上，这就是大脑中的松果体反射到印堂穴部位，暗暗地为盲人导航。传说中千手千眼的观世音菩萨每个手心都有一只眼睛，而且印堂部位也有一只眼睛，这绝不是空穴来风，也绝不是胡编乱造，毕竟是有一定道理的。俗话说：手眼通天，人的智力和智慧达到一定程度时就会呈现三只眼睛的能量。所以，为什么印堂穴在督脉经络所过之处而没有把这个穴位列入督脉经穴，想必我们的古代先贤不是后来发现这个印堂穴，而是曾经思忖掂量再三，感到不是那么简单就可以随便列入督脉经络的，就好比太阳穴虽然在少阳经络路线上，暂时没有列入手少阳三焦经一样，必然有它特殊的含义，因此也不应该想当然地随便把印堂穴归为督脉经络。

【案例】1993年冬季，我接诊一位73岁女性患者，常年失眠，经常到医院开点安眠药凑合维持。我刚刚开诊所，她就闻讯赶来要求治疗失眠，而且还特意说明惧怕针灸，说是要是少扎几针还能凑合着治疗。我说：您想少扎几针，那我就每天仅仅给你扎一针行吗？因为患者除了失眠以外，没有其他特殊情况，我就每天用一根一寸毫针给患者单针一针印堂穴，针灸到满一个月为止，老太太的睡眠情况非常好。

针灸治愈严重创伤后肌肉萎缩

　　严重的创伤，包括普通的跌打损伤，是最常见的疾患，一般都是在医院骨科接骨疗伤，然后再回家服用治疗跌打损伤的药物等待身体慢慢恢复。所谓伤筋动骨一百天，一直是人们遵循不变的老规矩，可是，等到一百天过去了，有的患者伤处痊愈，也有的患者伤处表面好了，却遗留下肢肢体肌肉萎缩，甚至左右两侧上下肢肌肉直径相差很大，随即出现萎缩的肢体无力，继续服用舒筋活血药无效，越来越严重，患者精神逐渐颓废，体质日趋下降，给患者和家人造成严重的痛苦。

　　【案例】患者阎某，男，20岁。2007年骑摩托车摔伤左腿，在医院骨科打钢板，穿钢钉，打石膏固定。拆石膏后，保留钢钉继续固定恢复。后来发现左腿比右腿越来越细。到2008年夏天来本诊所诊治时，左腿比右腿细8厘米左右，走路时，左腿绵软毫无力气，需要家人扶持和手拄拐杖才能行走。

　　我根据自己多年的经验，安慰患者和他们家人，随即本着痿症独取阳明的方法，为患者针灸左腿的穴位：髀关、伏兔、足三里、抬腿穴（即仰卧抬左腿时，大腿肌肉隆起的部位就是抬腿穴）、解溪，再加上血海和右腿的足三里。在伤处部位的黑紫瘢痕处用三棱针点刺后，用小号火罐吸拔出许多黑色瘀血。如此治疗10天，创伤处颜色正常，左腿活动自如了，腿部肌肉开始见长，初步目标已经达到，随即结束治疗。2008年年底，小伙子告诉我，两个腿已经恢复到一样粗了，已经能够上班了。

　　探讨：对于跌打损伤，人们往往全部依赖医院，可是，有许多时候医院的治疗不尽如人意，甚至贻误最佳的恢复时期，给患者造成终身的残疾和遗憾。这种情况下，患者和亲属可以去一些小诊所或乡村诊所，那里的医师也许对跌打损伤有独到之处。

针灸穴区特效疗法

根据我多年的摸索，穴区疗法大大优于单穴疗法。

针灸按摩拔火罐的主要目标是人体穴位，针刺某个穴位，就能治疗某种或者多种疾病，穴位就成了针灸治病的主攻目标。

下面介绍针灸穴区特效疗法。什么是针灸穴区？针灸穴区就是在人体经络的大穴、要穴的基准点上，再进一步挖掘新的领域和新的针刺法以达到新的治疗效果。

我们在针灸大词典上经常看到有穴外之穴，比如合谷-上合谷，昆仑-上昆仑，同一个穴位还包括向上斜刺、向下斜刺、向左斜刺、向右斜刺，分别治疗不同部位的相同疾病。同样是牙痛，上牙痛时，针刺下关穴合谷穴，针尖需要向上斜刺，下牙痛时，针刺下关穴合谷穴，针尖需要向下斜刺，这样止痛效果才能特别显著。

因此，每个穴位的作用就不是简单的单方面作用，它有着举一反三和同病异治、异病同治的效果。尤其是针刺足部的癌跟穴。癌症病灶在人体的上部，针尖需要向后斜刺，癌症病灶在人体下部时，针尖需要向前斜刺。针刺环跳穴治疗坐骨神经痛时，也要根据疼痛的不同部位，掌握针尖朝向相应的方向斜刺，这样，才能达到取穴少、疗效高的目的。

操作要求：①每个大穴、要穴，既可以按照梅花点的方式针刺，即上、下、左、右四点加上中间主穴一点等于五个点；也可以以主穴为中心点，再加上周围六点或者九点都可以，就好比原子核裂变的原理，分得越细致，效果越好。②也可以在针刺时从主穴中心点进针，根据病情的不同，使针尖分别向不同的方向分次斜刺，这样，我们的针灸医师在为患者治病时就达到了运筹帷幄、出神入化、随心所欲的

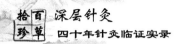

境界了。

　　针灸穴区就好比是一个蜘蛛网，蜘蛛稳坐在蛛网中央，一旦蛛网的任何方位有了情况，蜘蛛就能立即到达任何方位捕获猎物或维修蜘蛛网，能理解到这个程度，我们的针灸医师就已经稳坐钓鱼台了。

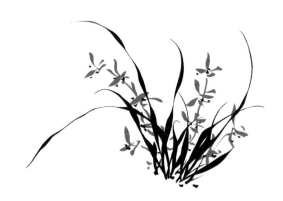

再生障碍性贫血的针灸特效疗法

再生障碍性贫血是一种比较复杂的"疾病"。多少年来，无情地夺去了无数宝贵生命。今天我谈谈我的浅见和亲手治疗的经验，以便抛砖引玉，为攻破再生障碍性贫血贡献自己的力量。

再生障碍性贫血病因复杂，治疗方案不能千篇一律。必须四诊合参，八纲辨证，因人而异，因地而异，因时而异，这是治疗总原则。

从字面上解释再生障碍性贫血，再生即后天形成居多，障碍指由于某种障碍导致的疾病，贫血为气血严重亏虚，这是共性的部分。

这些年我遇到过不同病因的患者，采取不同的治疗方案，都取得比较好的治疗效果，下面介绍寒湿型再障的治疗经历。

【案例】患者，孟某，张家口市人，男，53岁。2006年春季来诊。自诉单位不景气，提前内退，为了养家糊口，到某洗浴中心打工为人搓澡。他居住环境潮湿阴暗，每天几乎见不到阳光。自觉浑身疲乏无力、气短，工作力不从心，到后来已经无法坚持工作。到大医院检查确诊为再生障碍性贫血。辗转好几家医院治疗，都是用西药输液，每天高额的医疗费几乎耗尽了家里的所有积蓄，病情似不见好转。

诊断：患者面色苍白，气短无力，语声低微，血压50～80mmHg。双下肢水肿，不能自主上、下楼梯。脉诊：六脉沉滑，几乎触诊不到。舌苔：白厚滑腻，舌质淡。纯属寒湿内滞，瘀于经络，气血失去生化之源，导致贫血。

治疗：背部督脉和膀胱经部位拔火罐。针灸穴位：中脘、梁门、天枢、关元、中极、阴陵泉、曲池、足三里、血海、上巨虚、下巨虚、秩边、承山、丰隆、手十宣、足十宣，所有穴位轮换交替针刺。

配合汤药：温通活血汤合柴葛解肌汤加减共6副煎服。

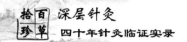

拔火罐处，拔出许多大水疱和血疱，用梅花针挑破，扑敷滑石粉。

结果：总计治疗30天，患者面色红润，水肿消退，四肢有力，到天津某医院化验，各项指标基本正常。患者来电话再三表示感谢，说自己身体已完全恢复健康。

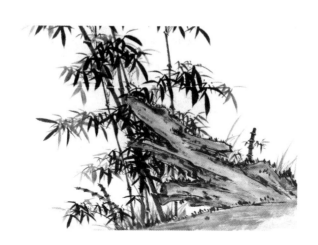

痴呆症有效特效穴位

阿尔茨海默病过去叫老年性痴呆。为什么出现老年性痴呆，而且越来越呈年轻化趋势呢？我认为一部分老年人由于各种压力，或者用脑过度，或者情绪抑郁逐步出现神经衰弱、记忆力减退、脑细胞衰退、神经状态异常。如果能抓住最佳的治疗时机，及时进行正规中医汤药治疗或针灸治疗，那么老年人患老年性痴呆的概率将会大大降低。

我在针灸治疗老年人的现病的同时，注意治疗阿尔茨海默病的早期症状，包括记忆力减退、眼花、心烦、语言颠倒、失眠多梦、手足震颤等症状。这样，患者花费一份针灸费，可治疗老年性痴呆前兆的症状，收到很好的预防效果。

其实，老年性痴呆前兆或老年性痴呆轻症包括很多症状，不需要增加太多针数就能达到理想的疗效。关键是要抓住主要矛盾。老年性痴呆的主要矛盾是肾虚导致脑细胞逐步退化，引起脑神经衰弱。

老年的肾虚是不容易很快补充到满意程度的，略微补充即可。但是，脑细胞衰退却可以作为重点研究对象，这就叫作"牵一发而动全身"。

关于补肾方面，主要选取三阴交穴和太溪穴，每次交替使用。如左太溪与右三阴交，右太溪与左三阴交轮换使用。

健脑方面，主要选取百会穴、四神聪穴、双灵穴、印堂穴、风池穴、完骨穴、大杼穴。尽量不用手部穴位，因为手部穴位敏感，老年人惧怕疼痛而感到恐惧，不利于老年人治疗。针刺手法：平补平泻，尽量不要强刺激，以免老人承受不了痛苦。更进一步的手法为：百会穴既可以向前后左右斜刺，也可以直刺；四神聪穴以百会穴为中心，向前后左右一同刺，共四个穴位，既可以用针尖向内的向心针刺法，也可以针尖向外的离心式针刺法，效果几乎相同；双灵穴在百会穴的正前方的一针和百会穴两边两针的前方夹角中间位置。

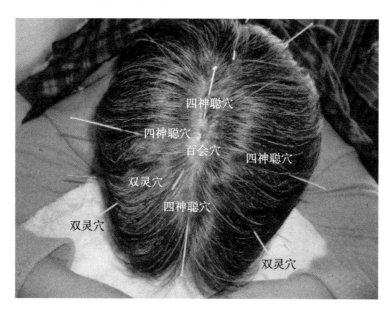

经过细心针灸治疗，中老年患者几乎都能达到理想的治疗效果，许多患者到了暮年，仍然头脑清醒，耳不聋眼不花，为家庭减轻了许多负担。

我所惯用的五针法

中医针灸医术以其针数少、疗效显著称于世，经久不衰。古今针灸书籍和现代针灸高人的独创医术是我们取之不尽、用之不竭的宝贵经验。

一针法：即独穴法，仅靠一根银针，即可打遍天下无敌手。治疗方法简单，患者痛苦少。

双针法：双管齐下，治病于眨眼之间。

三针法：如三足鼎立，三才三维，可进可退，可打可绕，运筹于帷幄之中，决胜于千里之外。

四针法：如四门兜底，四面包围，致使病魔如落深渊，四面楚歌。

下面介绍我所惯用的五针法，按照疾病分别论述。

（1）头痛，取穴：百会、印堂、太阳（按病位左右取一穴）、风池（按病位左右取一穴），共五针。

（2）咳嗽哮喘，取穴：天突、璇玑、列缺（一侧）、定喘（双），共五针。

（3）食管炎咽喉炎，取穴：天突、璇玑、膻中、鸠尾、中脘，共五针。

（4）冠心病、心绞痛，取穴：内关（单侧交换）、膻中、至阳、膈俞，共五针。

（5）消化不良胃痛胃痉挛，取穴：中脘、内关（单侧交换）、足三里（双）、梁丘（单侧交换）共五针。

（6）颈椎综合征，取穴：风池（双）、颈椎第五夹脊（双）、大椎，共五针。

（7）腰椎综合征，取穴：肾俞（单侧交换）、命门、十七椎下、腰俞、委中（单侧交换），共五针。

（8）肠炎痢疾，取穴：天枢、关元、上巨虚，共三针。

（9）阑尾炎，取穴：天枢（右）、阑尾麦氏点、左内关、右腿阑尾穴、右风市穴，共五针。

（10）坐骨神经痛，取穴：患侧秩边、环跳、阳陵泉、昆仑、飞扬穴，共五针。

（11）前列腺炎增生肥大，取穴：腰俞、会阳、中极、曲骨，共四针。

（12）不孕症、月经不调，取穴：中极、子宫（双）、大赫（双），共五针。

（13）胆囊炎，取穴：鸠尾、胆俞穴（用7寸芒针从上脘穴右侧进针，沿肋骨斜刺到章门穴）、左内关、右腿胆囊穴、右太冲穴，共五针。

（14）妇女附件炎、附件囊肿，取穴：双内关、关元、双腹股沟（用7寸芒针从髂前上棘内侧进针斜刺到腹股沟终点为止），共五针。

（15）四肢末端麻木寒凉，取穴：双臂内侧的臂中穴、气海、双腿的三阴交穴，共五针。

以上是我几十年来自己总结并且行之有效的五针法，这五针是基本穴位，在临床实践中，还可以适当地增减穴位，灵活应用。

自创立体三维针刺法

立体方式的运用相当广泛，比如农民立体栽培法，卧室立体装修法，军队的立体防卫阵、立体防卫站等。由于立体方式的出现和发明运用，给许多行业创造了极其可观、可喜的效益。

那么，我们中医针灸领域有没有可能也利用立体治疗方式来增加治愈率呢？我的回答是有的，我的针灸所这些年来在这方面下了很大的功夫来研究探讨创造立体三维针灸法。如果和同行们有雷同，实属巧合，因为目前还没有看到有类似相关的报道。

何为立体针刺法？

从大方向来说，治疗某种疾病采取的上、中、下取穴，应该就属于立体取穴法。比如，治疗梅尼埃综合征（即眩晕症），这个病症如果按照西医的治疗方法，那就复杂难缠了，用中医针灸治疗这个病，简直是张飞吃豆芽——小菜一碟！您别不信，取穴百会、风池、内关、上脘、三阴交、太冲，每天穿插用穴，几天即可痊愈。原因就在于我们采取了头部、腹部、下肢部立体式取穴。如果按照头痛治头，足痛治足的办法，患者不会很快就能脱离疾病的苦海。

以上这种立体取穴针刺法书上就有，不是我的独创。

我要说的个人体会是：在一个穴位上运用立体三维针刺法。

为了说明这个问题，第一，需要理解病情的深浅层次。任何一种疾病，都有它自身发展的规律，一般情况下，病邪是有步骤层层入里的，有时候病邪在表，有时候病邪入里，还有时候病邪滞留于半表半里。最后严重到极限时，病邪还可能会再由里达表。比如脉管炎，一般的属于风寒湿邪侵袭肌肤，特殊的属于心血郁热，导致血管不通而发炎，可是，如果在最佳的黄金治疗阶段误治错治，就会步步失败，最后导致风寒湿邪再次由里达表，肌肤就逐渐溃烂流脓水，甚至达到截肢的程度。

第二，运用毫针和其他各种针具具有方向性和层次性等特点，也就是说，针尖刺到哪个位置、哪个方向、哪个层次对于治疗是最关键的问题，就好比拿枪打猎一样，不管你怎样瞄准射击，子弹穿入猎物的体内才能达到猎杀的目的。说到这里，问题的关键显露出来了，经络所过主治所及，针尖指向，主治所及，这个窍门就清楚了，针刺治病不但强调取穴准确，还要讲究针刺的深浅方向是否准确。

既然病有深浅，病在表——浅刺，病在深——深刺，病在半表半里，刺入半表半里之间，也就是把穴位分三个层次：天部、人部、地部。但如果局部在皮下、深层、半表半里的中间部位都有病邪存在，该怎么办？一根针扎下去，顾表顾不了里，顾里顾不了表，可能我们会想可以用上下提插针刺法呀！可是，如何留针？

在这种情况下，为了增强留针的效果，我分别用长短不同的三根针刺入一个穴位，具体刺法是：用一根短针刺入皮下天部管表邪，再用一根半长不短的针刺入半表半里的人部管中邪，最后用一根长针刺入穴位的深层，相当于地部管里邪。

以上说的是三根单针立体针刺法。

还有个三维针刺法是怎样运用的呢？三维针刺法就好比古代的犄角阵势。还记得20世纪60年代，我军运用犄角阵势火箭发射法，成功地打落蒋介石从台湾偷偷飞来的侦察机。去年，某基地组织运用犄角阵势发射火箭弹成功地击毁美国的侦察机，致使机上几十名美国的精英士兵全部丧命。这就说明，三维战术是一种相当有效的战术之一。

三维针刺法：选准穴位后，穴位内一个层次病邪严重，就在这个层次的深度范围内同时使用三根针分别向三个不同的方向斜刺，达到三角形阵势。如果穴位内天、地、人三个层次病邪都严重，就可以按照三个不同的层次刺入三根针，这样，无论穴位局部病邪多么严重，我们也能稳操胜券，把疑难杂症彻底治愈！

　　总结起来说：按照穴位的深浅层次，分别用三根针以天、地、人三部位分别刺入，这就是我创造的立体三维针刺法。

　　【案例】本村中年男性患者，因为年轻时经常清晨就去野地水渠边割草，露水大，天天裤子湿漉漉的。到2000年，两条大腿感觉身不由己，行动不便伴疼痛，已经不能继续参加劳动了。每天捂着大腿忍受疼痛，到处求治不见效果，来我针灸所试治。

　　用穴位诊疗仪检查，患者大腿部位的两个殷门穴、秩边穴处发生"滴……滴……"的鸣响，表明风湿病邪主要就在这两个穴位上。采取殷门穴、秩边穴立体三维式针刺法针灸治疗半个月，诸症祛除，患者又重新回到了工作岗位，至今未复发。

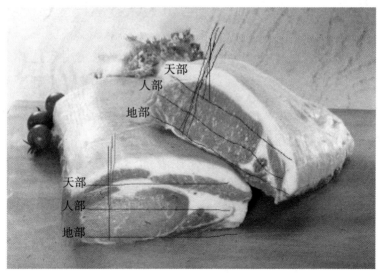

毛振玉立体三维式针刺法示意图

（2012年6月11日，制作草稿）

针灸疗法对于及时介入跌打损伤治疗有特殊疗效

　　神奇的针灸疗法对于许多病症有着神奇的疗效，已经是毋庸置疑的了。现在很多西医排斥针灸疗法介入跌打损伤的治疗，甚至有的正骨按摩医师也是排斥异己，一再嘱咐患者，不许针灸。这实在是历史性的悲哀。

　　本针灸所经过数十年的研究和无数次临床实践证明：及早针灸介入新患跌打损伤的治疗，对于迅速缓解疼痛，消除肿痛，恢复患处血液循环，降低肌肉、神经与软组织的坏死率，使患者早日康复，有着不可估量的作用。

　　应用方法并不复杂，即在患处附近，首先使用常用穴位针灸，同时重用阿是穴，可以速刺不留针。还可以在瘀血的青紫处用三棱针速刺后，用小火罐吸拔几分钟，吸出适量瘀血，对于患部消炎消肿效果相当显著。大大地缩短了疗程，减轻了患者的痛苦。

　　即使对于多年的陈旧性跌打损伤患者的治疗，效果同样显著。方法相同，可以留针30分钟或1小时。拔火罐放血的时间可以延长一些留罐时间，才能吸出陈年瘀血，以绝沉疴。

　　【案例】张家口市电大学院的刘老师，因为几年前打篮球摔倒，膝关节软组织扭伤水肿，多年服药无效，每天一拐一拐的还要上课，痛苦不堪。因为陪同太太来我这里针灸治病，顺便诉说他自己的病痛，我就在为他太太治病的同时，顺便为他针灸拔火罐，拔出不少黑紫色瘀血，随之，病情痊愈，至今未复发。后来刘老师又介绍本学院其他有相似症状的患者来治疗，也都治愈了。就这样，有许多陈旧性跌打损伤患者，任凭服用多少治疗跌打损伤的药物无效，在针灸的治疗下，一个个脱离病魔，重返工作岗位，焕发了青春。

撮针法的应用

传统的针灸疗法曾为人类的健康事业做出了卓越的贡献。随着药物和针灸的频繁介入，人体抗药性和抗针性也随着不断增强。以往基本上一个穴位仅针刺一针即可发挥出应有的作用，可是现在，往往一针就显得力量单薄而必须延长疗程，增加了患者的痛苦和经济负担。为了适应时代的需要，中医针灸同行们必须不断思考研究，才能跟上时代的步伐，让祖国针灸放出更加璀璨的光辉。

经过反复研究所有的针灸文献，笔者认为，古老的傍针刺法和齐刺法是战胜抗针患者的有力武器。傍针刺法和齐刺法仅刺三针，方法是：正穴位直刺一针，两边两针，以增加疗效。这样，对于比较顽固的病症或者痛点（阿是穴）还是作用缓慢，笔者就在这个基础上，再增加两针，形成一个五针齐刺的梅花形针法，这样，极大地增强了疗效。比如坐骨神经痛，常用环跳穴，笔者就经常使用五针法，谓之五虎撵羊法，有时还可以使用梅花形的六合定中法，即中间一针，穴位周围五针。最顽固的痛点阿是穴，还可以使用正穴一针，穴周六针，谓之七星高照法。这样即可迎刃而解。撮针法和围刺法还略有些区别，撮针法的针距很小，几乎和插稻秧的一撮秧苗相似，我把这个方法叫作撮针法。

【案例】2007年10月，北京患者胡某，女，37岁，坐骨神经痛，剧痛难忍。经检查属于腰椎间盘突出型的气滞血瘀。随即针刺环跳穴和承山穴，每穴用五针的五虎撵羊法，再施以龙虎交战的拈针法，不到30分钟，患者能下地行走，笑容满面。

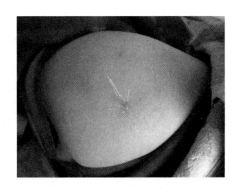

高效的蛇矛针刺法

古代打仗，兵器五花八门，刀枪剑戟，斧钺勾叉，都是为了适应战场杀敌的需要，不同的兵器，有着不同凡响的杀伤效果，就拿长矛来说，本来已经具备较强的杀伤能力，可是我们的古代先人们还是在此基础上不断改革创新，三国时代张飞的丈八蛇矛就是典型的代表兵器。蛇矛就是枪的尖锐部分再打造成曲里弯曲的形象似蛇的模样，这样，当兵刃刺入人体时同时加上用力旋转，便可置敌人于死地。

我们的针刺针具——毫针，也具有相同的含义。毫针刺入人体穴位，加上医师的针刺手法，以达到治疗疾病的目的。那么，如果把新的毫针故意捏弯成两个弯——即成为蛇矛形状，再刺入人体，运用旋转捻针法，增加刺激量，能否达到较高的针刺效果呢？

本着这个思路，本人多年来对于比较顽固的风寒湿痹患者使用蛇矛针刺法，取得了意想不到的治疗效果。尤其对于身体比较强壮且耐受力较强的患者，使用蛇矛针刺法，可根治多年不愈的陈年痼疾，得到广大患者的认可。

需要说明的是，必须使用新的毫针，不可以把用旧了的弯针作为蛇矛针刺使用，这点尤其重要。

【案例】张家口岳某，患腰椎病几年了，腰椎和胸椎加起来有三处椎间盘突出，两处向外凸，中间一处向里凸，走路时不能直腰，痛苦万分。8年前经人介绍，来我的针灸所诊治，经过检查，患者一般情况良好，我就果断地为患者施用蛇矛针刺法，针灸21天，多年的顽疾奇迹般地好了，病愈后，第二年又把他哥哥领来治疗几乎同样的腰椎间盘突出症，我照样施用蛇矛针刺法治疗。半个月治愈。

针灸治疗口角㖞斜和腰椎间盘突出异曲同工

目前，腰椎间盘突出症的患者越来越多，卒中、口眼㖞斜的患者也越来越多，这两种患者都是我们针灸所最常见的。众所周知，针灸治疗卒中、口眼㖞斜是最拿手的疗法。那么，运用针灸疗法治疗腰椎间盘突出是否也能达到此效果呢？回答是肯定的，运用针灸疗法治疗口角㖞斜和治疗腰椎间盘突出具有异曲同工之妙。

针灸治疗卒中、口眼㖞斜的诀窍是运用人体的经络调节作用，驱运气血，顷刻周流，使寒者暖，热者凉，痛者止，胀者消，斜者顺，歪者正。也就是让本来已经㖞过去的嘴自动矫正过来。那么，腰椎间盘突出导致患者腰椎神经及软组织受到压迫，出现腰腿和坐骨神经剧烈疼痛，急性发作时，推拿按摩正骨的方法可以使腰椎间盘复位，如果延误治疗的大好时机，转化为慢性腰椎间盘突出症，再用推拿按摩正骨的方法就无效了，有时强行按摩还会适得其反。在这种情况下，使用针灸疗法还能挽救治疗时机，把已经濒临丧失劳动力的患者从半残废的绝境之中挽救回来。

针灸治疗使用经络平衡疗法，具体方法如下：如果腰椎间盘突出压迫左侧坐骨神经，在重点针灸腰椎间盘突出的局部腰椎棘突本身和兼顾上下两个腰椎棘突的华佗夹脊穴时，还要重点针灸右侧坐骨神经线路的几个重要穴位，包括大肠俞、秩边、环跳、阳陵泉、承山、昆仑。这样，比单纯针灸左侧的穴位效果更好，如同治疗口眼㖞斜一样，口向左侧㖞，针灸右侧合谷穴，具有交叉效果。

还有一种腰椎间盘突出患者，腰椎间盘没有压迫两侧的坐骨神经，只是单纯的腰痛不可俯仰。这就更好办了，只要针刺腹部任脉线路上的水分穴或者阴交穴就可以当时治愈腰椎间盘突出症。

【案例】患者张某，60多岁，放羊时不慎绊倒，造成急性腰椎间盘突出，疼痛难忍需要做手术治疗，由于经济窘迫、支付不起高昂的医疗费。无奈，打听来到我的针灸所求治。患者仰卧，在肚脐下1寸的阴交穴用乙醇棉球擦拭消毒后，用芒针针刺法慢慢地循序渐进地针刺阴交穴，一边针刺，一边询问患者针感，当患者诉说腰部有针感了，留针片刻起针，患者立刻感到能动弹了，就这样，针灸6天后病情痊愈。

探讨：针灸治疗不能头痛医头足痛医足，必须统筹兼顾，合理使用穴位，选穴少而精，尽量选用能够牵一发而动全身的特效穴，既避免患者的治疗痛苦，又达到速战速决的效果。

腰背强直痉挛痛飞针走罐法

经常遇到腰背强直痉挛痛的患者，俯仰转侧不能，痛苦不堪。究其原因不外乎偶患风寒、闪挫岔气等。这种情况，不要着急，立刻在患者的背部大面积用乙醇棉球擦拭消毒后，用消过毒的三棱针在患者的背部脊柱两侧按着华佗三十四穴的位置快速点刺，脊柱两侧几乎是寸寸见针，而后立即用适当型号的火罐涂以活血化瘀的药酒，快速推走罐5～10个来回，以患部红润为度。再以脊椎为主线一个火罐挨一个火罐地拔到尾椎部位为止，15～30分钟起罐。

这个治疗方法的关键操作是：手持三棱针时必须要右手抬高约50厘米的距离稳准下针，力量不轻不重，刺入不深不浅，以刺破皮肤为准，这就叫飞针法。达不到这个火候，则效果不太理想。

【案例】某患者，主诉背部沉痛难忍，昨天别处拔火罐后无效，特来本所求治。诊脉仅是感受风寒。笔者就采取飞针走罐法这一方法治疗，30分钟后起火罐，患者背痛几乎消失。

眼生胬肉的巧治法

眼角内突然滋生胬肉，如大麦粒大小，虽不是常见病，但在农村这种患者也不少，我自己就感受过一回，今天就给大家介绍一下我的亲身感受和治疗经过，希望给您带来一点启发。

1965年秋天，学校放秋忙假，回家参加农业劳动，抢收庄稼。即将开学了，我的右眼内眦突然长出一块如大麦粒大小的一块肉疙瘩，无痛痒感，既不是（偷针眼）的麦粒肿，也不是角膜炎之类的常见病，医学上就叫眼生胬肉。眼生胬肉分两种：一种是胬肉攀睛，胬肉以包围圈似的向眼珠蔓延，我这种胬肉不往眼珠包围，只是影响视野，且影响美观。

去医院，医师说胬肉连着泪囊，不敢手术取掉，否则可能导致流泪不止。当时正赶上开学，没有治疗就上学去了。

到了学校，同学们看到我的眼睛，都笑话我。我心里难过躺在宿舍偷偷地哭泣。早晨，眼睛被糊得睁不开，同学们都去了教室，我自己还是偷偷地哭泣。哭着哭着，心里暗暗想，反正我的病也治不好，干脆抠瞎算了！于是，我一边哭一边使劲地抠眼睛上的胬肉，抠了三下，竟然抠出血来了，流出不少黑乎乎的黑血。第二天早晨，眼角里的胬肉竟然只剩下比芝麻粒略大一点了，眼睛里的脓眼汁也少了很多，看来抠出的是瘀血，干脆再抠一回吧，于是，我又抠出了不少黑血。第三天早晨，胬肉奇迹般消失了。谢天谢地，我的眼角胬肉就这样痊愈了。

开诊所以来，我遇到过几位同样的患者。我就在患者眼角处严格消毒后，用三棱针轻轻点刺三次左右，同样放出黑色的瘀血，患者们都奇迹般地痊愈了。

　　不过，现在对于这些患者的治疗，可不能像我当年对自己那样歪治——绝对不能用手抠。

　　【案例】1995年夏天，我们本村一位朋友的妻子突患左眼角胬肉攀睛，也就是左侧内眼角长出一块肉疙瘩。我将三棱针消毒，直接点刺胬肉，出瘀血数滴，连续治疗3天，患者的眼角胬肉消失殆尽，彻底痊愈，至今二十年未曾复发。

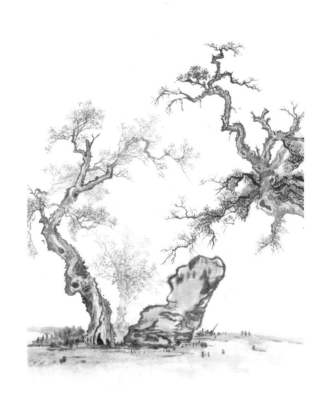

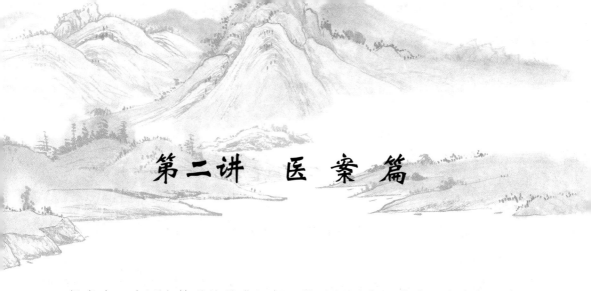

第二讲　医　案　篇

想成为一名医术精湛的针灸医师，就必须要多下苦功，多读书，多深悟，找到各种疾病的客观规律和内在联系。任何疾病几乎都有共性和个性，而且，共性偏多，个性偏少，这就是规律。只有掌握了这些客观规律，治疗起来才能得心应手。以下32篇临床案例希望能为广大读者起到抛砖引玉的作用。

 针灸治愈青光眼剧痛患者

2008年6月9日，一位73岁高龄的青光眼患者在我诊所仅用20天治愈了。

老人家是一位参加朝鲜战争的志愿军战士。4年前，不幸患了脑梗死，失去了劳动能力，今年春天眼睛疼痛难忍，到市级医院诊断为青光眼，必须做手术，手术费用1万多元，这对于一个已经丧失了全部劳动能力的老两口儿来说。不亚于是个天文数字。无奈之下，打听到我的针灸所曾经为他们村治好过两名同样的患者，就抱着试试的心理来求治。

我从5月20日开始为老人治疗，主要采取针灸治疗。现将经验介绍给大家。

主要取穴：印堂穴、阳白穴、头维穴、太阳穴、风池穴、合谷穴、足三里穴、太冲穴、光明穴、足临泣穴。

用芒针取穴：鸠尾透中脘——平冲降逆。配合太阳穴区域和手商阳穴刺络放血法，口服芎菊上清丸，经过20天的精心治疗，老人终于摆脱了痛苦，奇迹般地好了。

针灸中成药治愈小儿搭目一例

小儿搭目属于小儿舞蹈症的一个特殊疾病，一般的小儿搭目是指频繁地挤眉弄眼。

本诊所在1995年春天，遇到一位更特殊的小儿搭目症患者，这位患者是张家口宣化县深井镇的一位十岁小女孩，这位小女孩的小儿搭目症状是左眼和右眼有规律地交替眨眼，脉浮缓，舌苔等其他没有特殊症候，属于前额部位受风导致的小儿搭目。

针刺百会穴、风池穴、阳白穴、合谷穴、太阳穴。同时又配以中成药——琥珀抱龙丸。3天治疗痊愈，后来没有复发。

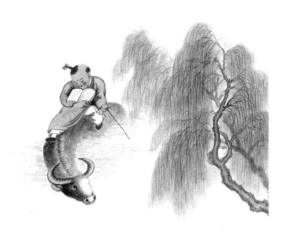

母女癫痫彻底治愈（奇案）

癫痫，俗名羊角风，临床类型繁多、症状复杂，治疗宜因病因类型而异。这些年来，我治疗的癫痫患者不下几十人，其结果，七岁以下的幼儿比较好治，治愈率较高。而七岁以上的患者就不好顺利治愈了。

我从临床实践中逐步总结，将癫痫分为三大类。第一类：脑放电型，归为脑源性；第二类：胃心痉挛型，归为胃心源性；第三类：经筋抽掣型，归为筋源性。按照这样分型比较好掌握治疗规律。

【案例】有一年春天，张北地区有一对母女经过亲戚介绍，慕名来治疗三十年病史的癫痫。女儿可以形容为"牛心发纂脑勺盘，面色深红略发绀。两眼发直怒容象，好似别人欠她钱"。她女儿37岁，7岁时患了癫痫，从未间断治疗但始终无效，今年症状越来越厉害，已经严重影响了正常的劳动和生活。经叙述，女儿的癫痫没有脑放电异常现象，发作时感到前胸部位难受难忍，静卧几分钟才能慢慢恢复正常。并且，发作时没有双眼上翻和口吐白沫及尖叫的现象，也没有浑身抽搐的现象，脉弦紧、苔白腻，双眼直勾勾发愣发呆。我就把这种现象归为胃心痉挛型的。母亲因为这三十年愁于为女儿到处求医问药看病，简直是疲于奔命，心中纠结，逐渐地也经常感到前胸部位不适，发作时，用拳头紧按住胸口部位，几分钟以后慢慢缓解，和女儿的症状一样。我按症对症，把她母亲的症状也归为胃心痉挛型癫痫，母女同治。

治疗取穴：百会穴、印堂穴、人中穴、风池穴、大椎穴、筋缩穴、承山穴、昆仑穴、膻中穴、鸠尾穴、巨阙穴、上脘穴、中脘穴、足三里穴、内关穴、合谷穴、太冲穴。每天针刺一次，不配合任何药物，在针灸治疗过程中，效不更方，坚持按以上穴位治疗。在针灸治疗之中，身体任何部位出现不适，就在这个部位拔火罐，有时能拔出许多瘀血或脓血水疱，就把脓血水疱用三棱针或者梅花针挑破，排出脓血水，一直到这个部位红肿消退，干燥结瘢为止，这样反复守方治疗，到8月份，母女二人病情明显好转，癫痫症状已经不发作了，又巩固治疗1个月，一直治疗到9月份才结束，后一直未复发。

　　注：本案例运用的是一种针灸法治愈母女俩的癫痫，不是仅用一根针治愈。

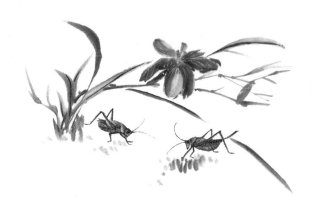

2岁儿童癫痫患者重获新生

上一篇我讲述的是癫痫胃心痉挛型癫痫，下面我要叙述的是经筋抽掣型癫痫。

【案例】1994年的春天，我接诊了一名2岁患儿，其家长述，数月前患小儿癫痫，每天多次发作，曾在某大医院治疗无效，住院之际，曾经一天发作几十次，无法控制症状，刻下，双眼上翻，舌卷缩，全身瘫软，不能言语及进食数日。医院已拒绝再行治疗。无奈辗转来到本诊所求治。

对于仅两岁的幼儿，无法诊脉，只有看指纹颜色判断。患儿示指脉络呈青色。当属于惊风所致。惊风证，应当是颈项强直，可是患儿颈项痿软，抬不起头来，四肢也是痿软，不能站立，不能抬臂，言语不能，仅有呀咿的呢喃声。推理认为，这是因为癫痫发作频繁所致。由颈项强直变为痿软属于抽搐所致，因为患儿舌体卷缩，无法口服药物，唯一的办法只好针灸治疗。

根据痿证独取阳明的理论和经验，我选百会穴、头维穴、合谷穴、足三里穴、太冲穴、哑门穴为首选穴位，每个穴位只点刺略捻转不留针。但哑门穴不可深刺，我就按经验使用雀啄法，这样每日针灸一次。治疗到十天左右，孩子竟然可以说话，能叫爸爸妈妈了，而且双眼已经正视，勉强能站立了。我就在原针灸基础上增加了双侧环跳穴。总共针灸治疗30天，患儿能扶床自己行走，饮食正常，语言正常，癫痫不再发作，停止治疗，回家观察。

3年后复诊，孩子的母亲领着孩子来千恩万谢。这时，站在我面前的已经是一个虎头虎脑的小学生了。

18年过去了，就在2012年秋天，孩子的母亲和姑姑又亲自来感谢，说孩子已经毕业，走上工作岗位了。

一直到现在，这个孩子从未发作任何症状，没有留下任何后遗症。

针灸加火罐治愈阴疽两例

阴疽是由阴痰阻隔气血，郁滞经络所致。病变部位漫肿不红，坚硬如石。一般起病缓慢，或伴有全身虚寒性疾病。本病多因顽痰阻于经络，或为营血虚寒，寒凝痰阻，痹滞于肌肉、筋骨、血脉，以致气血凝滞，痰瘀凝结积聚而发。主证：一般初起形如桃李，或状如鸡卵，逐渐增大，漫肿如碗，坚硬如石，成色不变或暗紫，麻木疼痛，并无焮热，难消难溃，既溃难敛。单纯用药物治疗，疗效缓慢且缠绵难愈，如果单用抗炎治疗，疗效更不确定。本所这些年采用针灸和拔火罐的方法取得满意疗效，现总结经验如下。

【案例】两位患者都是在今年来本所治疗，一位患者，阴疽长在右侧面颊部。另一位患者，阴疽长在右侧颈部耳根部位处。

治疗方法：第一步，以针刺为主，用围针的阵势，在阴疽部位从外向内围针，每天围针治疗，直至扎到阴疽中间部位鼓出脓疱，再用小号火罐吸拔出脓液、脓水或血水，证明见效。继续治疗，每天围针的同时加火罐吸拔，再无脓液拔出，就标志着阴疽痊愈。疗程数天至数十天不等。治愈后不留瘢痕，不留后遗症。

针灸汤药治疗子宫体狭小性不孕

女子怀孕，需要许多先决条件，如果有一个先决条件不具备，就有可能终身不孕。子宫体过于狭小，就是其中一个。

【案例】1995年冬季，笔者针灸所遇到过这样一例子宫体狭小导致多年不孕的患者。患者，女，33岁，结婚8年未孕，医院诊断为子宫体特别狭小，无法受孕。患者慕名来我诊所求治。

诊脉，患者肾脉虚弱，个头矮小，身体细弱，饮食正常，精神正常，田间劳动均可，查舌苔，苔白，舌体窄小，小腹部位没有明显异常情况。

判断：患者属于先天禀赋不足，肾精虚弱，雌激素不足导致子宫体发育不良而至不孕。

治疗：针刺风池穴，醒脑开窍调节脑垂体神经；针刺足三里穴，调补阳明气血；针刺三阴交穴，通调肝脾肾经络使之阴平阳秘，肾精充盛；针刺中脘穴、关元穴、中极穴、子宫穴、肾俞穴、秩边穴调理胞宫功能。在小腹用药艾条熏箱施灸，每日1次。中药开具四物汤加减化裁10副汤药。在腰骶部位间接轮换拔火罐，如此治疗一个月停止治疗，嘱咐患者回去安心静养，一年之内不要再到处求医，因为子宫体的成长需要一个漫长的时间。

第二年夏天，患者的丈夫来报喜，说是自去年来这里治疗完毕后，再也没去别处求医，前几天，顺利生下一个胖小子，特来报喜。

针灸火罐治愈妊娠六月水胎流产两例

我曾遇到过2例妊娠6个月水胎流产的患者，两个患者一个是张家口市的患者，一个是本村的患者，都是新婚后曾经两次怀孕，都是在怀孕6个月时，胎盘内积聚大量液体而自动流产。

脉诊沉滑，触诊小腹寒凉，舌苔白腻而厚。这证明患者平时饱受寒凉寒湿，脾湿内困，难以化解蒸腾而留驻胞宫，攒至6个月左右，胞宫内水液承受不下，随之像瀑布一样飞流直下，不可收拾而流产。

治疗：

（1）背部沿督脉和膀胱经脉推走罐，而后在脾俞穴和肾俞穴处拔火罐约30分钟。

（2）针灸中脘穴、章门穴、水分穴、阴交穴，大赫穴、子宫穴、阴陵泉穴、三阴交穴、足三里穴。针刺完毕，再在上述穴位拔火罐约20分钟。如此连续治疗1个月为1个疗程。两名患者都只用了1个疗程，治疗成功。

最后，两个患者都经过休养几个月后正常怀孕，足月后正常分娩，母子健康。

结论：治疗这种症状患者，主要采取健脾温肾除湿的治疗方法。

脊柱裂术后大小便失禁三例

幼儿先天性脊柱裂发病率不高，但在我这里已经遇到了三例。

【案例1】患者王某，男，30岁左右，自幼确诊为先天性脊柱裂。来诊时，脊柱裂带动腰部和坐骨神经痛，我就按着坐骨神经痛针刺八髎穴、秩边穴、环跳穴、阳陵泉穴、承山穴、昆仑穴，治疗半个月时间，诸症悉除。

【案例2】患者葛某，男，12岁，自幼患先天性脊柱裂，术后出现大、小便失禁，而且不分昼夜，频频发作，尤其是晚上，夜间随时大、小便失禁。来我诊所求治。我就按着八髎穴、秩边穴、环跳穴、阳陵泉穴、承山穴、昆仑穴、足三里穴、关元穴、中极穴针刺治疗，同时辅助拔火罐和用场效治疗仪，把治疗仪保温袋放在八髎穴区域部位替代艾灸，治疗124天，患者痊愈，至今未复发。

【案例3】患者王某，男，12岁，出生后发现尾骨部位鼓起一个大疱，医院诊断为先天性脊柱裂，需要八个月时才能手术。可是，第四个月时，眼看那个大疱越来越大，又打听另一个大医院，另一个大医院说，太迟了，应该出生后发现症状就做手术，手术越早越好。患儿家属无奈，只好在这家医院做手术，手术做得很好，大疱没有了，但术后出现大、小便失禁，且逐渐加重，到处求医问药无效，后经人介绍，来我的诊所求治。这时正值暑假，便留下在此治疗，我按着针刺八髎穴、秩边穴、环跳穴、阳陵泉穴、承山穴、昆仑穴、足三里穴、关元穴、中极穴针刺治疗，同时辅助拔火罐和用场效治疗仪，把治疗仪保温袋放在八髎穴区域部位替代艾灸。到暑假开学，王某的大、小便失禁症状大大好转，接近痊愈，就此停止治疗，上学去了。

第二年没来，再隔年暑假，孩子大便失禁症状完全痊愈，就是小便还稍微有些失禁，我还是按着上述方法治疗，一个暑假，孩子的小便失禁也几乎痊愈，只有每天漏出一点点尿，因临近开学，停止治疗。

今年暑假，孩子父母考虑再三，决定不惜一切代价，找个更好的大医院，再做第二次手术，必须把孩子的大、小便失禁彻底治愈！

离暑假开学就差一周时间，孩子的父亲领着孩子又来到我诊所，称第二次手术后症状比术前更加严重，整个大、小便失禁症状又恢复到第一次手术后那样严重的程度。现在，不论白天晚上，说拉就拉，说尿就尿，而且孩子每次大、小便，都毫无感觉意识，再返回做手术的那个医院咨询怎么办？医院称手术正常，至于大、小便失禁的问题，应该属于肛肠科和泌尿科治疗的范围，他们也爱莫能助。没办法，只好再来我诊所求治。

我还是按着八髎穴、秩边穴、环跳穴、阳陵泉穴、承山穴、昆仑穴、足三里穴、关元穴、中极穴。再加上风池穴清头目醒脑针刺治疗，同时辅助拔火罐，还用场效治疗仪，把治疗仪保温袋放在八髎穴区域部位替代艾灸治疗6天，再也恢复不了刚开始的效果。

巧治伤寒感冒后遗症

【案例】患者李某，女，35岁，坝上康保人。下车由丈夫抱着进来，患者已经气息奄奄，闭目不睁，语气孱弱。其丈夫介绍病情：今年春天，妻子感到难受没精神，遂到医院诊治，医院为她做了全面检查，包括化验、CT、超声、磁共振。可是，查不出原因。医院只好每天输营养液维持生命；持续很长时间不见效果，只好出院。后来患者的哥哥在我们这地方附近居住，由她哥哥介绍来到我的诊所。

诊断：刻下，患者脉搏极其沉迟微弱，舌苔白厚黏滑、恶心、寒战、四肢冰凉，血压40～70mmHg，全身瘫软无力，神志不清。

分析：症属寒邪直中三阴，脏腑功能失调，没有感冒发热的表证，也没有炎症的里证，只有手足冰凉的厥逆症候，静脉滴注西药只能加剧寒凉症状，如果饮服中药，会因恶心呕吐，无法服用。当务之急只有借针灸火罐之优势，急则治标，缓则治本。

治疗：手足12井穴分别用三棱针点刺出微量冷阴血，背部用小号火罐顺督脉和膀胱经走向推走罐，再整个背部拔火罐15分钟。起火罐后，再针灸中脘穴、后溪穴、足三里穴、昆仑穴，留针30分钟。起针后在中脘穴、肚脐穴、关元穴贴敷本所自制的长效针灸贴膏。患者面色转为红润，病情好转。

第二天，患者不用抱着进来了，由哥嫂搀扶进来，面色和神态较之前大有好转。随即按上述方法治疗，病情明显好转。第六天，恶心反胃症状消失，开始配合汤药四逆汤和柴葛解肌汤及温通复脉汤综合加减化裁，每天1剂。针灸穴位基本同上，原计划30天左右可基本治愈。令人鼓舞的是，治疗到14天，用完8剂汤药，病情更有明显的好转。

此时到了秋收季节，患者想回家调养，再次为患者诊脉，六脉均以恢复正常，血压80～120mmHg，可以回家调养。随后，为患者又开了12剂药，加上已经服完的8剂药，共计20剂汤药，针灸14天。伤寒感冒后遗症，就这样转危为安。

论述：古代的伤寒险症，现在几乎不见。可是现在，常见的风寒感冒比比皆是，风寒感冒常用的感冒药基本都能对付。但是单纯的寒邪感冒，也就是张家口地区习惯称呼的冷阴感冒，往往被大家忽视。因为它往往不出现感冒表证，不打喷嚏，不发热，不咳嗽，实验室检查正常，用最先进的诊断仪器也诊断不出来。只有经过诊脉和中医学八纲辨证综合判断才能诊断出来。在这种情况下，中医学同行们就要集中精力，学好中医学诊断基本功，一旦遇到这种特殊患者，不至于被严重的疾病现象所左右，甚至拒之门外不敢收治。

针灸火罐治愈急、慢性咽炎引起的声带嘶哑

急、慢性咽喉炎症属于临床最常见的疾病之一，由于急慢性咽喉炎导致声音嘶哑甚至失声的患者也不少见。由于病程病势延绵难缠，因此治疗起来比较棘手。

我经常遇到这样的患者，这些年来不断地总结摸索出了基本的窍门，感到此等病症并不难治，今天把我治疗这种病症的方法介绍给广大患者和同行，希望给大家带来希望和信心。

探讨：急、慢性咽喉炎引起的声音嘶哑或者失声症，每个患者的基本情况都是不同的。但是又有其共同的特点，可按照这些相同点研究出共同的治疗方法。

急、慢性咽喉炎引起的声音嘶哑或者失声症的共性在哪里呢？就在天突穴至中脘穴的连线上，也就是任脉的连线上，这个部位是急、慢性咽喉炎引起的声音嘶哑或者失声症的首要部位。

这个部位既可以寸寸一穴的针灸，也可以沿线拔火罐，还可以刮痧。对于最严重的患者，可以寸寸三棱针点刺，而后拔火罐，拔出血疱或者水疱，再用三棱针把疱挑破，排出血水或者脓水，而后涂以龙胆紫药水消炎。如此反复治疗到拔不出水疱或者血疱为止，这个急慢性咽喉炎引起的声音嘶哑或者失声症即为治愈。

【案例1】患者曲某，20岁，患此病约3年之久，为治病几乎把家底花费殆尽，感到相当的苦恼，来到我的针灸所，我如此法治疗，沿天突穴往下任脉经络寸寸三棱针点刺后拔火罐，每次都吸出许多血疱和水疱，挑破了再拔火罐。小伙子也很耐心配合，仅仅用了14天，就把这个难治的急、慢性咽喉炎引起的声音嘶哑几乎失声症治疗好了。

【案例2】四川籍女患者杨某，患声带嘶哑约有5年之久，每次说一

句话，就再也发不出声音来。医院检查结果：舌咽部声带部位滤泡增生，余无异常。经过网络联系，千里迢迢来到我这里求治。

刻下，患者声带嘶哑，口干咽燥，脉诊六脉虚细濡弱，触诊整个腹部板硬板结，舌苔白腻腐厚，血压60～90mmHg。属寒湿滞中焦，导致上下格拒，因而咽部得不到精液濡润而干涸，滤泡增生终致咽喉喑哑，声嘶难忍。

治疗：第一周，以通调三焦为主。为什么不急则治标呢？我认为患者求医多年，每到一处都难免急则治标，治标一直都没治好。所以，我一反常态，先以治本为主。针刺上、中、下三脘，梁门穴为主，加上足三里穴调胃，内庭穴去除食积。7天后，患者腹部柔软，舌苔逐渐清丽。随即改变治疗方案，主要针对天突以下的任脉经络为主，每天沿线三棱针点刺拔火罐，拔出许多脓水血疱，最后一天，也就是第十五天，把以前用过的全部穴位统统针灸一遍作为整个疗程收尾。治疗结束，患者的声音顿时清利爽利，返回故乡。3个月后，患者返回信息，她的声带嘶哑和身体各方面都恢复了健康。至今未复发。

总结：第一，患者遇到这样的病症不要着急、不要苦恼，更不要失望，要有信心。第二，我们的医师同行们，遇到任何疑难杂症，不要一概而论，而要敢于换个思路考虑。有时候，换个思路考虑，很可能就是仅仅隔着一层"窗户纸"，一捅就破。

针灸火罐治愈乳房流脓流水两例

人吃五谷杂粮，外感六淫，内伤七情，难免闹些病。近年来又由于各种症状因素，导致近年来疑难杂症越来越多。尤其是女同志，本来妇科病就够难对付的了，近些年又不断出现新症状，乳房脓水疱液外溢就是其中的一种（古代肯定也有这种病），这种病症到医院检查化验还查不出所以然来，患者自己备受熬煎羞于启齿。今天在此介绍两例这样的临床案例，仅作抛砖引玉之用。

【案例1】患者孙某，女，35岁，两年前患双侧乳液外溢，曾经在大医院手术三次无效，目前仍然每天不断的乳液外溢，很是苦恼，经朋友介绍而来。

脉诊：双脉沉弦，舌苔黄腻，面色晦黯，当属肝郁气滞，气滞血淤，郁而滋生湿热，热而化毒，毒水外溢。患者这种情况，既不是乳汁外溢的乳漏症，也不是水液外溢的水漏症，更不是乳腺炎，实属于脓水外溢的溢毒症，所以，用补益法等于火上浇油。用堵截法等于闭门留寇。输液消炎，等于盲人摸象。用做手术法等于胶柱鼓瑟。怎么办？只有把乳房里的毒血液排出来，才可能毒去人安。从乳头部位一点点地排出不行，服用汤药不容易驱毒外出，而且疗程绵延，恐贻误病情。必须像麻袋倒口一样快速排出才为上策。

根据我以前的经验，采取乳房周围围针法，在乳房的上、下、左、右向乳根部位斜刺各一针，在背部的肩胛部位，用上海产的6805穴位诊疗仪探测到发出"滴滴"响声的穴位直接拔火罐，留罐30分钟左右，火罐部位吸出许多血疱和脓水疱，用梅花针挑破血疱和脓水疱，流出许多脓水和瘀血。再把乳房部位的银针取下，此为治疗一次完毕。连续治疗四次后，患者的乳液外溢现象基本停止。第五天，在双侧乳房部位上部贴敷本所特制的长效针灸膏截毒，再在肩胛部位拔火罐，已经吸不出脓血疱和脓水疱了。目前，患者的乳液外溢现象已经完全停止，全身无任何不适症状，至今没有复发。

【案例2】患者田某，女，40岁，右侧乳头流清液，不痛不痒，量大，四处求医无效，后经人介绍来到我这里求治。

诊断：刻下，患处不痛不痒。脉诊：肝脉沉弦，舌苔黄腻。证属肝气不舒，肝郁气滞，瘀滞于肝经经络。因为肝经经络络于乳房，导致水泄不通，乳房内濡养乳房的液体循环不畅，导致不自主外溢。治疗应疏肝解郁，疏通经络为首。遂在患者的膻中穴、乳周穴（乳房主体的前部分上下左右四针从前向后慢慢针刺入三寸左右，直达乳房根部位）、上脘穴、气海穴、太冲穴。内关穴、肝俞穴针刺加拔火罐。如此治疗，每天一次，治疗15天，诸症悉除，毫无不适，结束治疗，至今未复发。

用中药针灸火罐快速治愈急性流行性脑炎

近年，全球性甲型流感蔓延，伴随而来的流行性急性脑炎也蠢蠢欲动。2009年，我就收治过这样的患者。

【案例】患者尚某，14岁，男，头痛恶心。在本村输液3天无效，转诊我处要求针灸治疗。

刻下，患者头痛难忍，频繁干呕，偷偷落泪，体温正常。脉诊：寸脉弦紧，舌苔白腻厚腐，叩诊腹部鼓音，心音正常，其他无异常。属于内有郁热，外感风寒，寒邪又化热而致。

治疗：在背部涂抹润滑药酒后，用小号火罐推走罐，发现只有脊椎沿线出现黑紫色瘀斑，两侧膀胱经没有任何瘀斑。针刺印堂穴、百会穴、风府穴、大椎穴、合谷穴、曲池穴、足三里穴、血海穴、太冲穴。腹部贴自制的长效温腹针灸膏3帖，肛门塞入自制的化寒栓1粒，每天1粒。共治疗3天，诸症悉除。

我还碰到类似的患者。症状和治疗方法与以上病例相似，只在治疗时间上不同，为11天。

讨论：张家口地处严寒地区，风邪感冒属于家常便饭，寒邪感冒更是屡见不鲜，尤其是寒邪感冒，因为寒主收引，一旦发病，首先凝滞督脉，积聚于大椎穴之上，病毒入侵，防不胜防。

两位患者患病时间几乎相同，患病症状几乎相同，为什么第一位患者好得快呢？应该说第一位患者来得及时。而第二位患者经过7天的输液治疗，效果不显著才来本诊所，以致延误了最佳治疗时机。所幸两患者至今各方面良好，没有任何后遗症。

口腔糜烂针灸加汤药治愈

口腔糜烂在中医学称为鹅口疮，发病缠绵，患者极其痛苦，治疗颇为棘手，本所曾经遇到过好几位这样的患者，经过八纲辨证，分清寒热虚实，选择恰当的针灸穴位，都完全治愈并且从未复发。我从中发现一个规律，一般容易治疗的患者，以火热型居多；一般很不好治疗的，以阴寒阴邪的病因居多。今天就介绍最典型的阴寒阴邪导致的口腔舌体严重糜烂两例。

【案例1】患者刘某，女，42岁，口腔糜烂，面积大，吃饭喝水都受到很大的影响，体温血压均无异常，脉象沉紧，属于寒邪入内瘀于经络导致局部气血循环不畅所致。于是，为患者针刺合谷穴、曲池穴、颊车穴、人中穴、承浆穴、下关穴、足三里穴、中脘穴、商阳穴，用三棱针点刺放血，汤药以温通活血汤和桃红四物汤加减，治疗半个月痊愈结束治疗，至今未曾复发。

【案例2】患者宋某，女，40岁，口腔和舌面同时溃烂，无法喝水吃饭，在原郡使用消炎药无效，无其他异常体征，唯有脉象沉紧，属寒邪内侵瘀于经络所致，针刺穴位同案例1（合谷穴、曲池穴、颊车穴、人中穴、承浆穴、下关穴、足三里穴、中脘穴、商阳穴），用三棱针点刺放血，再加上廉泉穴针刺入舌根部位，舌体表面用三棱针速刺放血，汤药还是以温通活血汤和桃红四物汤加减，再加上榆树皮20克。治疗半个月痊愈结束治疗，至今未曾复发。

单纯针灸治愈子宫后倾孕育成功数例

按照西医理论，育龄妇女子宫后倾者，怀孕成功概率很低。根据笔者几十年的临床病例分析研究，绝大多数患者脉象沉迟，意味患者下焦和小腹寒凉过度，导致患者胞宫结缔组织功能失常，如同面部突然感受寒凉，面神经麻痹，口、唇失去约束力出现口眼㖞斜一样，子宫后倾也就好比子宫歪斜，偏向了后倾，至于能否怀孕，主要不是后倾的角度问题，而是子宫结缔组织一旦失去平衡，导致受精卵无法正常着床而极易流产。就像地震时，人们无法在床上躺稳，滚到床下一样。

防止子宫后倾，就必须至少做到以下两点。

第一，驱除育龄妇女下焦和小腹的阴寒，使得子宫结缔组织恢复到正常的前倾程度，这样，就为受精卵稳定着床奠定了扎实的基础。

第二，驱除胞宫体内的阴寒淤血湿邪，为胎儿提供一个温暖的成长环境。

【案例】患者，女，结婚两年多未生育，医院鉴定为子宫后倾，无法怀孕。随后到本所求治。

诊断：刻下，患者舌苔白腻，脉象沉迟，四肢无力，动作缓慢，小腹胀满，腰部冷痛，双下肢寒凉。尤其双足寒凉过度，彻夜不温。饮食口淡无味，别无异常。证属下焦寒凉，胞宫寒湿。治则以温通经脉，温暖下焦，温煦胞宫。

针灸选穴：中脘穴、关元穴、子宫穴、维胞穴、阴廉穴、足三里穴、三阴交穴、背部的八髎穴、秩边穴、腰俞穴、承山穴，按照常规针刺法，针刺小腹时，关元穴针柄上加1厘米长艾灸条。针刺八髎穴时，八髎穴八针，每针针柄上都插上一个小艾灸条燃烧针柄加温，承山穴针上加火罐，同时，每天晚上回家自己艾熏足底部位，如此治疗1个月为1

个疗程结束治疗。3个月后，成功受孕。

可是没想到，怀孕第四个月，突然阴道出血，患者自诉来了月经，好像怀孕失败，我又仔细询问月经颜色和经量，月经量少，黑紫色，不痛经。再次诊脉，脉象滑利，仍然属于喜脉。既然是喜脉，那么，又来月经是何道理呢？那是怀孕期间，胎儿为了生存，要把自己周围环境清扫干净，以利于自己的正常生长，此时排出来的不是月经，而是子宫内的寒凝瘀血杂质，属于正常生理现象。10个月后，患者顺产一男婴，母子健康，且怀孕期间未出现呕吐等妊娠反应。

针斜刺治愈数十名尿失禁患者

尿失禁的病因很多，症状不一。那么，如何用最简单的手段治愈复杂的尿失禁呢？

取穴：关元穴斜刺透中极穴，关元穴在小腹部任脉正中线距离脐下3寸，中极穴位于脐下4寸，针刺关元穴时，用三寸毫针稍微向下以15°斜刺，针尖已经针刺到中极穴，至于针刺深度，小腹肥胖的，斜刺3寸深度，小腹部扁平不肥胖的患者，针刺2寸即可。这样，在治疗主要病症的同时，把尿失禁症状治好了。

【案例】中年女患者，身患类风湿病多年来诊所求治，经询问，患者同时还患有严重的尿失禁，患者很是苦恼。我每天治疗类风湿病时，加针刺关元穴斜透中极穴。患者的尿失禁症状早已痊愈，类风湿病还在继续治疗中。

针灸治愈输卵管狭窄孕育成功

不孕症原因很多，此处专门讨论一个特殊原因的不孕症患者——输卵管狭窄。

【案例】某患者，自诉不能怀孕3年，医院鉴定为因双侧输卵管狭窄无法怀孕。四处求治，均无效。抱着最后一线希望，才来我诊所求治。

诊断：脉搏虚弱，肾脉尤甚，肾脉既虚细又沉迟，苔白质淡，身材瘦小。患者自诉消化良好，食欲、二便、月经均正常。3年来未怀孕。

辨证：根据这种情况，我断定患者属于先天不足之躯，肾为先天之本，但月经正常，输卵管狭窄就应该不属于都是先天性原因。再一仔细询问患者，患者自小就有喝冷水，吃凉食，蹚凉河的爱好。

看来，患者并不全是先天不足，而是自小贪凉影响了妇科附件的正常生长，导致了输卵管狭窄，没有造成痛经已经万幸。

温暖下焦，温煦胞宫，温通小腹，为主要治疗方案。采取针灸治疗。

针刺穴位：中脘穴、关元穴、中极穴、子宫穴、维胞穴、足三里穴、八髎穴、秩边穴、承山穴、昆仑穴。

灸疗穴位：用场效治疗仪的保温袋加艾绒袋替代灸疗，放在小腹部位。

治疗过程：每天治疗1次，每次不少于1小时，1个月为1个疗程。1个疗程结束后，半年返回信息已怀孕。

针灸埋线治愈视神经萎缩两例

视神经萎缩是一种不易治愈的疑难杂症，笔者这些年仅仅遇到过两例患者，所幸都治愈了。所用方法单靠针灸埋线治疗。

【案例1】患者，男，右眼瘀血性失明。治疗：针刺双侧风池穴、合谷穴、太阳穴、光明穴、足三里穴、太冲穴、阳白穴。治疗21天痊愈。

【案例2】患者闫某，男，54岁，三年前由于干重活出现双眼底出血，继而失明。到大医院治疗后，眼底出血症状控制，但双眼视神经萎缩越来越严重，以至到后来生活不能自理。辗转治疗三年无效，转诊我处。

诊断：脉象正常，舌苔正常，血压正常，神志正常，触诊腹部正常，消化正常，四肢无活动障碍。

治疗方案：因为患者3年来到处吃药，见药呕吐，无法口服用药，只好单纯针灸埋线治疗。

取穴：百会穴、风池穴、完骨穴、四神聪穴、风府穴、太阳穴、阳白穴、下关穴、头维穴、头针视区，此为一组。合谷穴、鸠尾穴、上脘穴、列缺穴、曲池穴、肩周穴、为第二组穴。关元穴、肾俞穴、足三里穴、上巨虚穴、光明穴、太冲穴为第三组穴。三组穴位轮换穿插使用，再加上后背部推走罐，大椎穴点刺放血，阳白穴、太阳穴、双手井穴点刺放血，连续治疗100天。100天以后，患者的两侧光明穴部位出现了类似火疖子一样的红肿疙瘩，这属于眼底瘀血下移至足少阳经络光明穴部位，属于很好的现象。自从光明穴红肿，患者反而感到视力明显好转。这是很重要的信号。

怎么办？我趁此机会在红肿疙瘩上用三棱针刺破，拔小号火罐，拔出许多脓血，一直持续三棱针刺破拔火罐放血，连续1个多月后，红疙瘩萎缩消失。此时，患者感到视力明显好转。

　　治疗到这个程度，快过春节。为了增加疗效，为患者穴位埋线一次。选穴：百会穴、头针视区穴、风池穴、印堂穴、阳白穴、大椎穴、膈俞穴、足三里穴、光明穴。春节后，每隔3～5天治疗一次。最后阶段，每隔10天左右治疗一次，印堂穴和印堂穴上部的明堂穴部位连续淤血，再用三棱针刺破，因为再小的火罐也没法在印堂正中拔火罐，我就改用自创注射器式的真空管拔血两个月余（如图所示）。

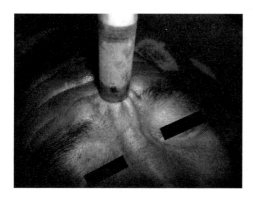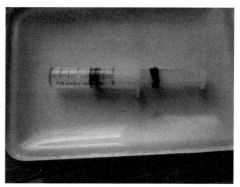

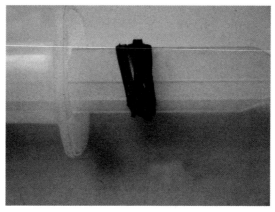

　　到次年腊月，第二次埋线，穴位同上。直至现在，如此治疗二百余天，诸症悉除，已能正常工作。

会交叉逃窜的痛风

【案例】1993年的冬天，患者张老伯由女儿搀扶来就诊。由于病痛，说话已不利索，其女儿代为介绍病情：几个月前，患者感到左足踇趾红肿剧痛难忍。医院确诊为痛风证，建议住院治疗。患者不愿意住院，但四处求治未果。

这病怪就怪在病灶不总是停留在一处，互相乱窜。开始时，发生在左足的踇趾与第2足趾之间，痛了1个月后，由左足忽然转移到右手拇指与示指之间，又过了约1个月，由右手的拇指与示指转到了右足的踇趾与第2足趾之间，又过了1个月，由右足转到左手的拇指与示指之间。如此反复现在又回到了右手的拇指与示指之间，十分痛苦。

此患者我比较熟识，家境富裕，嗜烟、酒、肉由于生活方式不加控制，尿酸、血酸增加，医院诊断为严重痛风。

检查：患者舌苔黄厚腐腻，脉弦紧，脘腹部位叩诊鼓音、按之板硬。右手拇指与示指间连同合谷穴位处红肿如水萝卜，温度升高，大便已数日排不出，小便滴沥。

治则：笔者几十年来总结如下。治风湿宜采取治风先治血；治类风湿宜采取治风先治血；治卒中宜治风先治血；治抽搐治风先治血；治疗痛风依然还是采取治风先治血。尤其是痛风产生的瘀血，可视为毒血，不清除干净，很容易旧病复发。

治疗过程：先在目前的患指右手合谷穴区域，用四根毫针分别按照合谷直刺一针，合谷透劳宫穴一针，合谷透鱼际穴一针，合谷透三间穴一针。为了防止痛风病邪乱窜，在左手的合谷穴扎一针，两足的太冲透行间穴各扎一针，作为打埋伏截针，断其病邪来路。

留针1小时，若时间太短不足以震慑病邪。每天起针后，分别在示指的井穴——商阳穴和二间穴用三棱针点刺挤出瘀血数滴。在拇指的少商穴、中商穴、老商穴也分别用三棱针点刺挤出瘀血数滴。

同时，嘱咐患者每天用绿茶泡以浓茶水，连喝茶带用干净毛巾蘸上浓茶水温敷患处，用茶碱的作用中和或者缓解疼痛。再适当调节饮食习惯，控制烟、酒、肉。治疗半个月，诸症消失，至今20年未复发。

探讨：为什么在合谷穴集中使用四针分向透刺呢？

古代就有合谷刺或曰鸡爪刺的针法，为的是治疗分肉之间的肌痹或肿痛。我用合谷四针分刺，是为了尽快地分解局部的臃肿和疼痛。第一针，直刺合谷穴，这是基础针，就地消灭病邪。第二针，合谷透劳宫穴，这是诸痛痒疮皆属于心，劳宫穴为心包经的荥穴，专为驱除心包经的邪热。第三针，合谷透刺鱼际穴，鱼际穴为肺经的荥穴，泻肺经郁热，通达肺经经络，使邪气早出。第四针，合谷透刺三间穴，三间穴属于大肠经的输穴，这等于经络所过主治所及。四针合用，再加上肺经和大肠经的井穴点刺出瘀血，直接排病毒于体外，大大地缩短疗程，使患者早日康复，免除痛风的痛苦。

那么，为什么我不再加一根斜向上手腕方向刺一针呢？原因是，手阳明大肠经是从手走头的走向，如果向上斜刺，等于顺水推舟，火上浇油。不能顺着用补法，应该逆向用泻法，也就把这股病邪固定在右手患部，不让病邪继续乱跑乱窜，就地将其治愈。

顶天立地式的痛风

上一篇是我20年前用半个月治愈的一例严重窜痛痛风患者。下面介绍的这位痛风患者更有意思。

【案例】10年前，本村一位老年患者一夜之间患了痛风，病位也是在右手的合谷穴处。该患者素日体健，嗜酒。

一天早晨起床，老先生感到右手拇指和示指活动不灵活，还没等洗漱完毕，右手合谷穴部位突然肿起来，剧痛、灼痛、掣痛、胀痛，四种疼痛使老先生死去活来。振臂握拳高举右手宣誓式的姿势或手掌伸直高举投票式的姿势均不能缓解症状，后来无意之中，右手掌心向上高举右臂，暂时能稍微缓解一点疼痛。

到医院检查，确诊为急性痛风，建议住院治疗。老先生拒绝住院，来我诊所求治。

诊断：患者脉象弦急，舌苔正常，血压正常，腹部叩诊正常，其他也无异常。详细询问病史，患者家境优越，对饮食很讲究，粗纤维、清淡食物。可是，老先生感觉总吃清淡的，一是不解馋不过瘾；二来感到身体不硬朗，听说常吃海鲜有利于身体健康。于是，开始每天都要吃些带鱼、虾米、海参、海蜇，不饮酒，烟一天只抽几根，无其他不良习惯。尽管严格讲究养生，还是患了痛风病症。

治疗：这则病例属于当天发作急性痛风，比之前的病例容易治疗，为什么患者要高举上臂才能缓解一些疼痛？这是气血集聚于右臂的缘故。如果单纯针刺合谷透刺鱼际穴、劳宫穴和三间穴，以及示指井穴、荥穴点刺出血，根本解决不了燃眉之急，必须大刀阔斧来真格的才行。

于是，我先在腕部直接用注射器静脉抽血，可以立即缓解或解除瘀血剧痛。操作手法：在患者右腕关节以上部位，用止血带绷紧，用乙醇棉球反复擦拭手臂与腕部区域，发现哪根静脉血管暴张，用10毫升一次性注射器直接刺进这根静脉血管，抽出黑紫色瘀血约10毫升。拔出注射器，消毒干棉球压迫针眼片刻。（这里必须说明的是：必须找到怒张的血管内显示出曲张血管才可以。如果血管平缓柔韧，这是没有瘀血的血管，万万不能随便乱刺）

10毫升瘀血抽出来后，患者症状缓解。接着，还是采取合谷透鱼际穴，合谷透劳宫穴，合谷透三间穴，一穴三透的针刺法，留针一小时后起针，再在右手示指的井穴商阳穴和二间穴荥穴用三棱针点刺，挤出十数滴黑紫色瘀血。连续治疗三天，静脉血管的紫黑色瘀血越来越少，第三天几乎抽不出黑紫色瘀血。为了防备这股病邪乱窜，第三天干脆趁早在老先生的左手合谷穴、双足的行间穴各扎一针作埋伏，以防后患。

结果，没吃一片药，令老先生死去活来的痛风症宣告治愈，至今从未复发。

腰椎突出受凉针罐一次治愈

【案例】患者赵某，前年曾来我处治愈神经衰弱，主诉起床后感到腰部不适，随后越来越厉害，到医院检查，诊断为腰椎间盘突出，需要牵引治疗。因患者不想手术，前来再次求诊。

患者腰部备受寒凉，我采用了针灸拔火罐放血疗法。

用穴位诊疗仪逐一探试腰痛部位，结果，在第5腰椎穴位出现"滴滴"的声响。我就在"滴滴"发响的第5腰椎穴位消毒后，用大号三棱针点刺5针，而后，把大号火罐点燃纸条放进火罐里，扣在三棱针刺血的第5腰椎上。随后，在腰痛部位的周围以围刺的方式，一寸一针，斜刺到腰椎棘突部位，拔罐时间30分钟，起罐后，拔出约30毫升黑紫色的瘀血。

患者腰痛症状消失。

少女落枕，针罐一次治愈

【案例】患者女，13岁，早晨起床后感觉左侧颈部疼痛不敢活动，来本所诊治。

落枕这个症状靠诊脉难以断定病因，我就用自创的穴位诊疗仪在小女孩的颈部来回探穴，在风池穴和颈臂穴附近发出"滴滴"的响声。原因确定：落枕是由于颈部受风引起的。

治疗：针刺左侧风池穴、天柱穴、颈臂穴、大椎穴、右手的后溪穴、左腿的悬钟穴。把场效应治疗仪的保温袋覆盖在左侧颈部，在左侧的完骨穴部位拔一个小号火罐，行针1小时后，即时起针，再给小女孩双侧颈部轻轻按摩几下。落枕病症就此宣告治愈。

少女左胁腹膜积液针灸一次治愈

【案例】某日，接诊一急诊患者，女，10岁，关脉弦紧，叩诊腹部有水鼓音，舌苔白厚，痛苦表情。据女孩的母亲介绍：孩子前几天咽喉痛，在本村诊所输液消炎。结果，一瓶液还没输完，孩子感到左侧肚子痛，赶紧去医院检查。医院检查结果：腹部大量气体，左侧腹腔积液。医院决定，要么在医院输液治疗，要么在左腹部穿刺，抽出腹腔积液。患者家人带来我诊所求治。

针刺取穴：右内关穴、中脘穴、左梁丘穴、左章门穴、左天枢穴、双侧足三里穴，每个穴位都是向下斜刺30°，再把场效应治疗仪的保温袋覆盖在胃脘部把针压在下面。这样，针体刺入多深，场效治疗仪的保温袋同时顺着针体温热多深，效果很好。行针不到20分钟，就听小女孩的腹部"咕噜噜"一阵水响。检查小女孩的左胁部水鼓音没有了，一切恢复正常。

又留针30分钟左右，小女孩自诉疼痛症状消失，即时起针，一场大病宣告治愈。为防止小女孩再次复发，我给她配置一副自拟的中草药——温胃健脾香囊一包。嘱咐女孩每天晚上睡觉时抱在腹部以巩固疗效。

探讨：为什么针灸治病很多时候竟然好转于一瞬间呢？古人云：水到渠成。治病针灸得法的话，水到渠成。这里最关键的是通调水道，使体内液体寻常道而行，不至于集聚成为腹膜水疱。

说明：

（1）有的朋友可能要问，对于腹腔积液不是善长用三棱针点刺，再用火罐拔出液体吗？这次怎么就不用这种方法了呢？

在此特回复这一疑问，这个患者年龄小，又是临时患病，腹膜水疱的量相对不大，所以针刺腹部相关的穴位，足以能够解决这点问题，不需要像治疗老年胸腹腔积液那样需要拔罐抽液。

（2）这个患者没有其他病症，只有一些咽喉痛，本来不该输液的，加上孩子体质瘦小，承受不了两瓶液体的灌入。就好像骡马拉车回来，卸套以后应该休息片刻才能再饮水。如果急于饮水，呛了肺部，是很危险的。这属于急于输液，液体多，身材小，不能快速吸收如此多的液体，形成积液。几十年来，这种病症我遇到了好几例，所以敢果断地为小女孩针灸治疗。

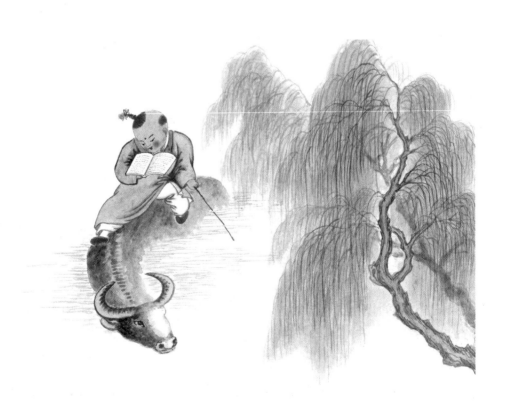

胃寒吐泻针灸拔罐一次治愈

【案例】有一年夏天，邻居小伙子来求诊。面色苍白，精神不振，浑身颤抖，冷汗直冒。一问得知是晚上没盖被子吹空调受凉，腹泻伴呕吐。

患者关脉沉紧，舌苔白腻，轻按腹部，柔软喜按，可以排除胃出血之类病症，属于胃寒无疑。

嘱患者仰卧，穴位消毒后，先针刺左侧内关穴，继而针刺中脘穴、足三里穴，把场效治疗仪的保温袋覆盖在胃脘部位，不到3分钟，患者吐出隔日宿食，症状缓解。

随后，我又按照急则治标，缓则治本的原则，在胃脘部贴以本所的长效针灸温膏，嘱咐患者趴下，在背部随即拔7个大号火罐。30分钟后，患者痊愈。

掏心窝子掏出黄水持续45天冠心病痊愈

【案例】患者刘某，60岁，平素体健，就是经常感到心悸，胸部经常出现"咣当咣当"的水鸣音，到多家医院检查，查不出有什么器质性疾病。前来我处咨询求治。

诊断：六脉沉迟虚细，心脉滑虚细，舌苔白腻汪水，听诊前胸部位有水鸣音，心前区闷痛，动则胸闷气短。触诊督脉线路，至阳穴部位压痛憋胀感，血压偏低，55～85mmHg。饭量尚可，二便无异常。按照八纲辨证，属于气血两亏水气凌心型冠心病症候群。治当温通心阳，逐湿化水。可是，由于患者多年来到处求医问药，看到药物就呕吐。所以，只好采取针灸拔火罐的疗法为其治疗。

头10天，以扎针为主。取穴：百会穴、印堂穴、膻中穴、鸠尾透巨阙穴、上脘透刺下脘穴、气海透刺中极穴、水道穴、足三里穴、阴陵泉穴、至阳穴、命门穴、承山穴、右内关穴、左心平穴（心平穴是参加全国高级进修班时，王本显教授亲自传授的绝招，心平穴的位置在上肢内侧心经线路少海穴下方3同身寸是穴，针刺2.5同身寸许）。这10天中，在背部推走罐拔火罐一次，起火罐后发现，在督脉的至阳穴区域，罐痕黑紫带有水疱，心前区拔小号火罐，也拔出黑紫色带小水疱。

第11天开始，以拔火罐为主，针刺为辅。从至阳穴和心前区拔出大量的红色液体，患者自诉心悸症状有所缓解。

第21天开始，还是继续如此拔火罐，结果拔出大量的黄色黏液，如橘汁。天天拔，天天有黄色黏液。45天治疗结束。此时，患者的面色由黄白转为红润。至今身体健壮。

说明：针刺为辅这35天，可以按原计划穴位少扎或者穿插着扎。火罐为主这35天，每天都要拔火罐一次，每天都拔出许多瘀血和黄色液体，治疗必须趁热打铁，如果间隔几天再拔火罐，就不容易拔出来淤血。为什么说这是奇迹呢？一般医师是不敢给患者天天连续拔火罐拔出那么多瘀血的，这必须做到心中有数。同行们如果还没掌握好这方面的基本手法，请不要盲目效仿，以免发生意外。

探讨：

（1）这个案例很特殊，本来属于很虚弱的身体，从心前区和至阳穴拔出如此多的瘀血和黄色黏液，不但病情没有继续恶化，反而身体越来越好。我认为这属于中医学的去瘀生新原理，在这种特殊情况下，虚不认补，越补越坏事，导致闭门留寇、邪无出路的反作用。

（2）值得我们思考的是，如此多的瘀血和黄色黏液平时是储藏在哪里呢？如果这些液体都存在于肌肉中。那么，拔火罐时，要从如此缜密的肌肉群里慢慢吸拔出来，花费时间要很长才能全部吸拔出来。肌肉里哪能储藏那么多的液体呢？后来，经过思考，终于发现了其中的秘密。

原来，这些大量的瘀血和黄色黏液是储存于胸膜和腹膜之中，形成一个个水疱，水疱越聚越大，最后破裂，大量瘀血和黄色黏液就破口而出，进入胸腔或者腹腔内，形成胸腔积液或者腹腔积液，到那个时候，只有到医院抽出腹腔积液或胸腔积液才能缓解一时。几天之后，水疱破裂，造成胸腔或者腹腔积液，医院再次抽液，如此抽过两次到三次，医院也就不敢再抽液了，直至患者熬到油干灯灭为止。

用针灸先活血化瘀，把瘀血和黄色黏液稀释后，才能用三棱针点刺用火罐把瘀血和黄色黏液吸拔出来，就完全避免了胸腔积液和腹腔积液，并且用极少的费用就治愈疾病。

少女极其特殊的贲门失弛缓症

贲门失弛缓症的常见症状是无痛性咽下困难，而且好不容易吃进去的食物随时又可以呕吐出来，造成消化系统功能紊乱。

【案例】患者，女，22岁，患贲门失弛缓症4～5年，最近三年病情加重，严重影响到工作和生活，遂慕名来本所求治。

诊断：脉象虚弱沉滑，舌苔白腻，面色寡白无华，语声低微。患者自幼酷爱吃冷食，医院诊断报告显示：食管中、下段呈鸟喙状，食管内壁无溃疡粗糙现象。经过多方求治无效。

辨证：患者自幼酷食冷食导致脾胃寒湿阻遏，食管功能紊乱而出现贲门失弛缓症。

治则：以温阳化湿，疏通经络为主。针刺穴位：百会穴、天突穴、璇玑穴、膻中穴、鸠尾穴、三脘穴、关元穴、足三里穴、内关穴为主。配合背部推火罐、拔火罐。鸠尾部位拔小号火罐，每天用本所秘方制的温寒栓塞入肛门一粒。

鸠尾部位属于膈俞的投影点，拔火罐后，出现许多小水疱，以后继续在此部位拔火罐，每天吸出来少半火罐黄色或红色液体，患者自诉进食阻力明显减轻。一直拔火罐约半个多月，鸠尾部位吸不出来液体后，再用三棱针点刺后，也吸不出来液体。又选择膻中部位拔火罐，同样出现黄红色液体，而且有黏稠似果冻样的黏液。同样的也是每天拔火罐，每天吸出许多黏液物。如此治疗，效果越来越好，最后到第56天，按全部针灸过的穴位埋线一次，重返工作岗位。

针刺治愈蛇头疗

【案例】患者刘某，女，左臂用纱布带挎着，左手的环指指端像黑紫色葡萄一样，痛苦万分。患者要求不管怎么治，只要不截肢就行。

诊断：蛇头疗。我曾在1990年在中国中医研究院全国高级针灸进修班进修时，经德高望重的老教授王本显老师特意传授此病的妙招。

治疗方法：先在患处用碘酊严格消毒，再用75％乙醇棉球脱碘，随后，在印堂穴针灸一针，双侧内关穴同时针灸，这是定心针，是为了防止患者心悸的。接着，用两根1.5寸毫针，在患病的环指指端横对向同时进针，这个方法比较痛苦，因而需要先扎定心针。两针同时向病灶深处刺入，还要强力捻转针柄，随后边捻转边出针，只见双侧针眼随之冒出数滴黑血。患者立即感觉轻松了许多。就这样，每周针灸1次，治疗到第九次，脱落的指甲基本上长齐了，黑葡萄似的指端恢复了红润，避免了截肢的痛苦。

体会：一个人的智慧是有限的，一个医师的本领也是有限的，只有虚怀若谷，活到老学到老，才能不断充实自己，应对各种复杂的疾病和不同的患者。

四十岁妇女三十年聋哑说了话

【案例】患者贾某，女，据其亲戚介绍，大约30年前，患了一场重病，后来基本失去了听说能力，成了聋哑人，虽然不会说话，可是一说到"馒头"两个字却比较清楚。

这个聋哑患者很奇怪，什么话都不会说，但会比较清楚地说出"馒头"俩字，按说这和大部分聋哑患者有本质的区别，大部分聋哑患者发出都是"哇啦哇啦"的声音，可是这个患者基本上没有这种现象。想到这里，我忽然想起了《马丹阳十二穴主治杂病歌》里关于通里穴的描述：通里腕侧后，去腕一寸中。欲言声不出，懊恼及怔忡，实则四肢重，头腮面颊红，虚则不能食，暴喑面无容，毫针微微刺，方信有神功。这个患者面颊粉红秀美，面色毫无晦黯，应该属于大病后转化为聋哑，属于实证，不属于虚证。

于是，我摒弃了聋哑病必须使用哑门穴的思路，主要选穴为百会穴、颊车穴、廉泉穴、合谷穴、上脘穴、通里穴、足三里穴，采用平补平泻手法，每次针灸1小时起针。在背部用火罐沿督脉和膀胱经脉推火罐，拔火罐，每三天1次。治疗到第三天，患者能说出许多日常生活的词语（大概因为她十岁时患的病，十岁时她已经学会了许多话），这对于现在学说话已经具备了很好的优势基础。比从小就患聋哑而没有学说话的机会条件好多了。治疗到第10天，情况更是喜人，能说出许多简单的语言并且对答如流。至此，我认为经络已经基本打通。通里穴起到了很重要的作用，没必要再继续针灸了，嘱家人回家后与之多交流。

说明：这个案例最关键的是，患者十岁时，已经会说许多话了。最大的优势是患者耳聋不严重，听力尚可。如果是先天性聋哑就不好治疗了，还得先治聋后治哑，这样无疑就延长了治疗的疗程。

老妪嗳气频发，因此差点自杀

嗳气属中医学名词，俗称"打饱嗝"，是消化道疾病常见的症状之一。尤其是反流性食管炎、慢性胃炎、消化性溃疡和功能性消化不良，多伴有嗳气症状。嗳气，在中医学讲，属于气机上逆。嗳气是胃中气体上出咽喉所发出的声响，其声长而缓，古代称为噫气，亦属胃气失和而上逆的一种表现。

今年秋天，本所来了一位老太太，还没有进我的针灸所就远远听到一声比一声高的嗳气声，不用说，这是一位嗳气频发的嗳气患者。经询问，患者今年60岁，秋收时早起收割庄稼，几天后就感到腹部胀满，恶心干呕。家属以为感冒了，赶紧去西医诊所输液打点滴抗炎治疗。可是病治好，又增添了嗳气打嗝症状。去医院检查无果，遂来我所求治。

诊断：脉象沉紧虚滑，舌苔白厚湿腻，叩诊胸腹部位无异常。大便每天两次，便稀，一边排便，一边排气，排气的声音就好像鞭炮受潮燃放时的声音。

据我判断，如果是气恼患病，应该是脉象弦紧，两胁胀痛。但患者脉象沉紧，舌苔白厚湿腻，为寒邪湿凝阻遏中焦所导致的嗳气病症。我告诉患者，这病是秋收时早起晚归受凉所致。如果是因气恼打嗝，气味应该是酸臭的；如果是饱食打嗝，气味应该是腥臭的。患者打嗝出来的气味是凉的，没有邪味。

治疗：首先打通任脉经络，针刺印堂穴、人中穴、天突穴、璇玑穴、膻中穴，鸠尾透刺巨阙穴，上脘穴透刺下脘穴，内关穴、右侧列缺穴、左侧后溪穴、足三里穴、上巨虚穴、梁丘穴。起针后，在中脘穴、梁门穴拔小号火罐20分钟起罐。起罐后，在中脘穴贴本所专用的温腹膏，疗效可持续1周左右。

如此治疗3天，患者症状不见缓解。第四天，改为背部治疗为主，打通督脉经络。针刺穴位：大椎穴、膈俞穴、膈关穴、至阳穴、承山穴、昆仑穴。起针后，在膈俞穴区域拔大号火罐，留罐20分钟起罐，火罐出处，拔出黑紫色瘀点，6天过去，老太太的嗳气病痊愈了。

应患者要求，又更换穴位和治疗顺序，持续治疗到20天为止彻底痊愈，至今未再复发。

女子看见鸡跑就呕吐怎么治

【案例】患者，女，25岁，产后一个月来我处求诊。患者主诉由于自己属鸡，从小不忍心吃鸡肉，更不忍心看到别人杀鸡的悲惨情景。

生孩子后，为方便照顾，姐姐一家把她接到自己家坐月子。他们认为最好的保养方法是每天给妹妹喝鸡汤吃鸡肉。于是，把家中散养的十多只柴母鸡，每三天宰杀一只，给妹妹滋补，一个多月下来，把妹妹吃得面色粉白粉红。可没等几天，妹妹就开始不断地恶心呕吐。

经过再三询问病情，妹妹这才不好意思地说出了实情：因为她自己属鸡，从小就不忍心吃鸡肉，但她看到姐夫每次现场杀鸡的情形，使她很矛盾。不吃吧，怕辜负了家人的情谊，吃吧，又如鲠在喉、心里愧疚。一来二去的一看到鸡跑就恶心干呕。

诊脉，脾脉滑，舌苔白腻腐厚，精神尚可，余无异常，证属食伤肉物，胃寒呃逆，这属于身体脏腑的部分症候，还有一看见鸡跑就呕吐，自幼不愿意吃鸡肉的精神症状，加起来属于两个综合征。

伤于肉食好办，针刺中脘穴、梁门穴、里内庭穴即可治愈。那么，从精神上如何治疗呢？可以用针刺人中穴的取穴法。为什么针刺人中穴可以治疗从精神上对于鸡的感情纠结呢？人中穴既是属于醒脑开窍的首要穴位，也是清扫大脑内精神垃圾的主穴。就好比计算机用时间长了，就需要清理文件垃圾，用杀毒软件杀毒，或者重新做系统以保持计算机的正常状态一样。人中穴还具有降逆止呕的特效。就这样，一个治疗针灸方案就出来了：针刺人中用强刺激的泻法清除大脑内的杂念，降逆止呕。针刺中脘穴、梁门穴消食化积，针刺丰隆穴除痰降脂，针刺里内庭穴化食特效。其中中脘穴针上加火罐用以拔出胃内寒湿。一共针刺7天，没用任何药物，患者诸症悉除，满意而归。

针灸拔罐刺血治愈强直性脊柱炎

强直性脊柱炎属于中医学的骨痹骨痿范畴，发病缓慢，潜伏期长，治疗缠绵且易复发。究其原因，不外乎风寒湿痹、脊髓病变、遗传因素、劳累劳损等。但是不论何种原因，脊椎关节血流不畅导致神经损伤是其共同的特点。基于这一特点，这些年来对于强直性脊柱炎患者不惧怕、不马虎、严格诊脉、确定病因、科学辨证、找出特点、精选方案，力争效高费廉。

【案例】某女患者，中年人，患强直性脊柱炎三年之久，脊柱多处变粗肿胀侧弯，痛苦难忍，无法正常劳动和生活，各种治疗方法都尝试过，却无效。经朋友推荐，千里迢迢来本所针灸治疗。

诊断：脉象沉涩，舌苔白厚腻，尤其大椎部位以下，稍触碰就很疼痛。患者平素胃寒畏风。证属风寒湿痹深入脊柱，故得此病。

治法：

（1）先在背部脊椎督脉线路推火罐，根据火罐瘀痕的颜色，蓝黑、黑紫、紫红、淡红以确定病症的严重程度。如果瘀痕属于蓝黑或黑紫色，属于瘀血严重，需要按上下顺序在脊椎两侧用三棱针点刺后拔火罐抽出紫黑色的瘀血，患者可立刻感到背部舒服轻松。

（2）第二天，从百会穴开始，依次风府穴、大椎穴以下寸寸针刺到尾椎的腰俞穴，同时加刺后溪穴、秩边穴、委中穴、承山穴、悬钟穴、昆仑穴。

（3）第三天，针刺双侧风池穴、风门穴，往下寸寸依次沿膀胱经线路针刺到大肠俞穴，同时加刺后溪穴、秩边穴、委中穴、承山穴、悬钟穴、昆仑穴。

（4）第四天，针刺脊椎两侧的华佗夹脊穴一侧17穴，两侧共34穴。

　　就依这样顺序，轮换完毕正好第七天，第七天还是脊椎两侧刺血拔火罐，此为1个治疗周期，1个月为1个疗程。多数患者经过1个月的治疗基本治愈了，再巩固治疗1个周期。特殊患者，1个疗程完毕，可休息3～7天，再进行第二疗程治疗。

　　效果：经过如此治疗45天，患者诸症悉除，告辞回家。

　　说明：强直性脊柱炎是很难治愈的疾病，我曾经治愈数例，患者严重时呈现"尻以代踵，脊以代头"的症状，我的体会是：华佗17穴，左右共34穴，是治疗本病的根本。最多时候，用针达到50针左右。治疗强直性脊柱炎还需要耐心细致，还要患者做好思想工作，鼓励患者积极配合，效果会更好。患者愿意服用中药的，还可以加以身痛逐瘀汤加减，尪痹汤效果更好。

针灸汤药治愈顽固的女孩子闭经症

　　闭经一般是中年妇女最容易得的一种妇科疾病，虽然不是很痛苦，但是给患者带来很大的精神压力。而且，随着闭经时间的延长，逐渐带来许多隐蔽潜伏的疾病。近年来，闭经逐渐发展到青少年女孩子，由于数月的闭经，出现面色紫黯或晦黯、心烦易怒、精神恍惚、肥胖、不思饮食等。为什么近些年来青少年女孩患闭经的越来越多呢？我的观点是，小女孩们爱美穿着喜欢单薄，饮食喜爱寒凉等原因为多，也有少数女孩子学习压力大，也会导致闭经。

　　治疗方案：温经化寒、活血化瘀、活络止痛、温经养血。一般针灸不少于15天或30天。以15天为例，前5天，以针灸八髎穴、会阳穴、承山穴、中极穴、子宫穴、横骨穴、足三里穴、血海穴、三阴交穴、地机穴、中脘穴为主；中间5天，在上述这些穴位上针后拔火罐，也可以同时针加罐；10天以后，在此基础上加服中药饮片生山楂，每天不少于30克泡服。如此一直治疗到来月经以后，视情况，善后治疗到月经完毕为止。

三副汤药治愈伤寒感咳九个月患者

【案例】患者陈某，男，25岁，感冒已经九个月余，流清涕、畏冷、乏力、咳白痰、食欲缺乏、干呕欲吐，已影响到工作和生活，遂来我所求治。

脉诊：脉象浮紧，舌苔白腻，叩诊腹部鼓音，四肢末端冰凉，面色萎黄，走路无力。

辨证：患者虽然伤寒感冒九个月余，应早已寒邪由表入里，转变成了寒邪里证化热，可是患者的症候仍然在表，仅仅有胃部干呕欲吐，不是主要矛盾所在，治则仍需解表为主，因患者惧怕针灸，我就以汤药治疗为主，配合拔火罐，配合在背部督脉经络每天拔五个火罐，每天一副汤药。

首日，汤药处方如下。

麻黄15g	桂枝10g	杏仁10g
生甘草15g	大腹皮10g	藿香10g
黑附子10g	干姜10g	枇杷叶15g
荆芥10g	防风10g	桔梗10g
荆条叶10g	苏梗15g	紫苏叶10g
细辛3g		

方义：麻黄汤为主解表，麻黄附子细辛汤为臣，防止解表的同时残余寒邪侵犯入里；藿香和大腹皮是藿香正气的君药，治疗胃部膨胀干呕欲吐为臣，荆防败毒汤为辅，意在扶正祛邪，以免驱邪而伤正；枇杷叶、紫苏叶、荆条叶、杏仁为止咳化痰专用，桔梗为诸药之舟楫，载药上行为使。在背部拔火罐5个，拔火罐20分钟后起罐，拔罐部位显示黑紫色瘀斑。

以上方法连续治疗2天。

第三日，诸症悉除，患者自诉不适症状消失。汤药处方在前方药方的基础上，另加柴胡10g，知母15g。加柴胡意在防止寒邪残余势力绕道少阳经络而洒淅寒热，加知母意在防止解表增热伤阴，以善其后。同时仍然拔5个火罐，20分钟后起罐，拔罐部位显示没有任何颜色的瘀痕，标志着寒邪已驱除殆尽。

3天时间，3剂汤药，15个火罐，便解决了患者9个月的病痛。

说明：我开汤药的思路基本不脱离传统汤头本色，同时在此基础上大有随心所欲，借题发挥，这就难免有不伦不类之嫌，这正是我临床的一贯风格，不但单味药分君臣佐使，一个处方还可以组合几个处方，这几个处方选出主要部分，其中也要分君臣佐使，这就是小处着手，大处着眼，调兵遣将，也就是天亦有常，道亦无常，不按常规出牌，经常是我的怪招，也可以说是胸怀全局设迷局啊。

解说：荆条叶就是我们北方地区山上生长的多年生柴草，开小紫花，但不是香港的紫荆花，闻着有一股怪味，对于治疗风寒咳嗽具有特殊的效率，这是我从山上采回来的，大药店里未见有售。

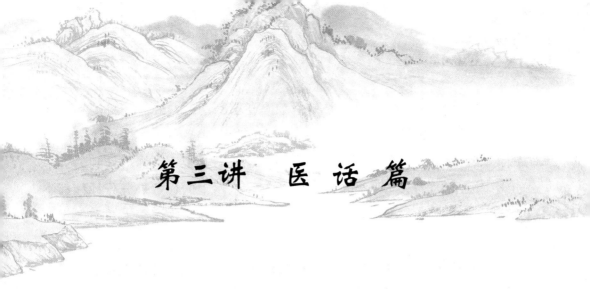

第三讲　医　话　篇

患者发病不分时间地点，病情不分轻重缓急，在诊室里应诊，可以四平八稳，但如果在野外或特殊环境下遇到紧急病例，作为中医医师，该怎么办？想成为济世救人的名医，必须拥有处乱不惊、随时应对的能力。希望通过本讲22篇案例在紧急时刻的见解给您带来启发。

 一次急救危重昏迷患者，刻骨铭心

1983年春天，我们在部队煤矿的货位煤台当装卸工。煤台地处大同市新高山矿区，煤台的工作就是把矿井里拉来的煤炭从汽车上卸下来，把煤炭经过推土机和传送带装进火车皮。这天，装火车皮时，卷扬机（绞车）的钢丝绳挂在火车皮侧面的工字钩上，卷扬机拉动钢丝绳，拽着火车皮缓慢前进，火车皮最后一节车厢的挂钩处，有一个工人掌握车厢刹车速度，慢慢地一节车厢一节车厢地前进，直到把所有车皮都装满煤炭为止。

就在这个关键时刻，万没有想到，钢丝绳一下把火车厢侧面的工字钩拉断了，就听嘣的一声响，被拉断的工字钩嗖的一声直奔我和组长飞来，由于我的个头稍微低一点，工字钩超过我的头顶，直奔比我略高些的组长的头部打去，组长猛觉得一股冷气袭来，向右一扭头，工字钩正好直冲他的左侧太阳穴部位打了过去。这个工字钩重1.5千克，再加上钢丝绳牵拉的力量，砸到组长的太阳穴部位，他应声倒地，一动也不动了。

当时在场的只有最后车厢那个掌握刹车制动的、开卷扬机的和我在场，掌握刹车制动的那个工友不能离开岗位，唯恐货车溜车出更大的事故，开卷扬机的工友也不能离开岗位，还要赶紧把钢丝绳再挂到另一个工字钩上，因为火车还要继续正常装货，铁路上的任务是分分秒秒都不能延误的啊！货位架子上面的几个人因为煤炭烟雾弥漫根本看不到底下出事了。

此时此刻，我顾不得多想，赶紧跑到组长身边，只见他双眼紧闭，嘴角渗出一丝血液，左侧太阳穴部位打出一个血疱，用手指头接近鼻孔，好像还有微弱气息，赶紧摸脉，脉搏没了！我马上意识到：必须要保持冷静，先急救人，缓过劲来再上去汇报。我立刻用左手中指点按组长的人中穴，右手按压他的心前区，本来按压心前区是必须两个手掌合力按压心前区，可是，在这紧急时刻，我的左手中指还在点按他的人中穴醒脑开窍呢，我的右手掌运劲全身气力，一下，两下，三下！按到第十下时，组长的心跳明显出现了，眼睛也微微睁开了一点，我再次摸其脉搏，感觉脉搏明显跳动了。看到他病情缓解，我就让他原地等待，然后跑步到了煤台办公室，向台长紧急汇报。正巧当时矿部的军用汽车正在，台长赶紧叫上汽车去接应。我抄近道，没有随车，跑步赶到宿舍拿出我珍藏几个月的红豆保险子（这粒红豆保险子是为了创伤最危险的时刻使用的）和水，再次奔到事发现场。组长仍仰卧，还保持在刚才的情况，没有再度昏迷，我赶紧让他喝下红豆保险子。过了一会儿，需绕道才能到达的汽车才刚赶到，并把组长转送去医院。

3个月以后，组长红光满面地出院了，据医院诊断，他有点脑震荡，没有影响健康和以后的劳动生活。

探讨：医师不论何时何地，遇到危重患者或伤者都必须第一时间想到救人，如果有太多的顾虑，可能就延误最佳的抢救时机。

点穴急救脉搏消失休克患者

1988年夏天，我在中铁十九局一处二段四队沙岭子电厂工地工作，开小型拖拉机。

一天，队部指导员安排我到工地往回运送架子管，我早早赶到。工地在陈家庄山坡上，在山坡最高处，修建了一个小型储水塔，储水塔由水泥浇灌完毕，需要拆卸钢管架子，两个工人中午加班拆卸钢管架子。他们见我离架子底下太近，危险，就让我在距离钢管架子10米以外耐心等待。我采取他们的建议，撤到10米开外。

不到3分钟时间，就听一个工人大喊救命。只见另一个工人双脚悬空吊起，颈部被两根钢管横向夹住，无法脱离。

我赶紧跑上前去帮忙，无奈不擅攀爬，只好站在第一道横架上用左手使劲托起这个工人的两只脚。托着托着，我就感觉我的左袖筒热乎乎的一股液体流了下来，我意识到，这个小伙子尿失禁了，这意味着他已经休克了。又听见小伙子打起了呼噜，这种呼噜并非正常睡觉的打呼噜，预示着小伙子已经窒息了。别无他法，我只能满头大汗地翘着双脚拼命地把小伙子尽力托起，以减轻一些下垂的重力。

就在这千钧一发之际，另一个工人正好把架子管的卡子拧开了，那根夹在颈部的钢管一下子松开了。忽然，伤者脱离了钢管的束缚，一下子从6米高的架子上翻下，头朝下栽到地上。我们赶紧上去查看，还好，小伙子头栽下来的地方正好是刚挖的土坑旁新鲜的暄土，头没碰破，只是嘴里挤进去好大一口泥土。急忙把脉，伤者已没有脉搏，双眼上翻，鼻孔只有微弱的气息。

急救：我让那个工人用手指头抠伤者嘴里的泥土，我左手中指用力点按伤者的人中穴醒脑开窍，右手拇指点按其左太渊穴复脉，大约

3分钟时间，伤者苏醒睁开了双眼，可是，挤进嘴里的泥土还没有全部抠出来，我又用右手拇指用力点按伤者的左侧内关穴，伤者"哇"的一声，吐出一大口涎沫，把嘴里的泥土全部喷吐了出来，瞬间转危为安。

探讨：在这种情况下，点按人中穴醒脑开窍是当务之急，太渊穴治疗无脉症是一个绝招，内关穴一般用来镇定心神、止呕吐效果很好，但是，内关穴强刺激还具有催吐的特殊作用，所以，关键时刻，不要乱了手脚，也就乱不了阵脚。

刻不容缓点穴救人

【案例1】患者赵某，一不小心，转身用力不当扭了腰，痛苦难忍，当时由于情况紧急，没顾得带医疗器械，我就立即为患者运用点穴导气法，点按患者的后溪穴和腰痛点片刻，患者停止了冷汗淋漓，痛苦缓解。

【案例2】某次偶遇一患者在大街上突然岔气，连痛带憋得直摇头。我见状紧急，给患者点按岔气对侧的支沟穴，片刻，患者缓过气来了。

【案例3】某次会议中，村支书突然牙痛得直摇头跺脚，会议暂停。我赶紧上前为他点按牙痛的另一侧合谷穴，运用导气点穴，不到一分钟，疼痛缓解，会议继续。

【案例4】某次到老医师赵大哥家，正好他家一个女亲戚患急性胃肠炎，腹痛难忍。我在其后背部的胃俞穴、肝俞穴、大肠俞穴导气点穴。不到5分钟，患者腹痛缓解。

类似案例，不胜枚举，简略介绍，仅作引玉之砖。

冠心病心肌梗死的脉象与抢救时机

冠心病心绞痛常为急性发作，遇到这种紧急患者，小诊所基本上没有抢救条件，如果勉强为患者输液抢救，极有可能延误最佳的抢救时机，所以，应建议患者家属立刻到正规医院去抢救。

【案例】1991年的秋天，晚上10点，邻居杨某家的儿子求诊。我赶紧随他到家，只见患者面色蜡黄，精神萎靡，右手捂住心前区部位，斜靠在床上。

刻诊：脉象结代且微弱，呼吸尚可，舌体微蜷缩。详细询问病史，患者自称，下午骑自行车时经过一个很浅的小水渠，硬骑过去后，就感到颠了一下，当时并没在意，回家后，心前区不适。

当时，我敏锐地想到，脉象结代属于危重脉象，这和我以前遇到的急性休克患者不一样，这种脉象属于心肌梗死的症候，不是自己能抢救得了的危重患者。先以气功导气点穴的方法，双手同时点按患者双侧内关穴约3分钟，然后让患者尽快去医院就医。

几天后，患者家属说，患者去医院当天就进了抢救室，一直抢救到次日中午才脱离了危险，幸亏救治及时。

诊所医师千万谨记：冠心病心肌梗死的抢救时机十分宝贵！绝对不可忽视延误患者的黄金抢救时间！

抢救心力衰竭患者惊心动魄

下面介绍一例乱服药患者的抢救过程，给大家一个启发和警示。

【案例】10年前，邻居说有人患急症。我急忙拿上急诊包跟着他到达现场，只见患者面色苍白，蜷卧在床上，情况紧急，需要急救。

刻下，患者血压全无，脉搏相当微弱，我立即左手中指点患者的人中穴，右手拇指点患者的左内关穴，用尽全力点穴导气，足有10分钟左右，患者稍微有了一点气息。再针刺患者的印堂穴和双侧内关穴20分钟左右，患者慢慢睁开眼睛，能发出声来，脉搏微微恢复搏动。

患者及家属千恩万谢。询问病史，患者经常出现心悸症状，以前没在意，最近这次感到严重，就到药房自行买了1瓶普萘洛尔，回来自己服用了2片，没想到，很快就出现了上述的危险症状。患者哪里知道，普萘洛尔是治疗血压偏高型心动过速症状的常用药，可是患者平素低血压，气血两亏，这种症状是不能服用普萘洛尔的。患者自行服用普萘洛尔造成了多么危险的局面。如果不及时抢救，无脉症状持续一定时间，心搏就会骤停甚至发生不可逆转的严重后果。

讨论：为什么这次我没有建议患者立即去医院急救呢？因为患者曾经在我的诊所看过病，我比较熟悉患者的情况。再者，患者处于昏迷状态，如果再行移动很可能出现更危险的情况。当务之急，只有现场施救。

通过这个特殊案例就足以说明，患者最好经过正确诊断后再服用恰当的药物，千万不可自作主张随便买药服用。

针刺四腕穴治疗风湿、类风湿显效

在中医学的针灸疗法之中，有四缝穴针刺法主治疳积，有四关穴针刺法主治五脏，四神聪穴主治精神神志疾病。在这里，我向大家介绍自己这些年运用四腕穴主治风湿、类风湿症，效果很好。

何谓四腕穴？就是两个手腕、两个脚腕，加起来就是四腕穴。手腕穴就是手腕背面的中泉穴，位置在手腕背面的正中央是穴；脚腕穴就是脚腕背面正中间的解溪穴。组合起来就是四腕穴。

不要小瞧这四个穴位，这四个穴位对于风寒湿痹、气血痰凝诸症疗效甚高。在我所有的患者之中，凡是风寒湿痹、气血痰凝诸症的患者，每次针灸时必须配合这组四腕穴，大大缩短了患者的治疗疗程。

【案例】患者，男，73岁。年轻时在某建筑公司做架子工，长期风餐露宿，患了类风湿病，手脚关节肿痛，活动受限，同时患有颈椎纤维性增生，颈部无法自由活动。其妻，55岁，以摆地摊卖小吃早点为业，早出晚归，也患了类风湿病。老两口到处求医问药无效，后来打听到本针灸所来求治。我除了按照常规的穴位针灸以外，重用了四腕穴，三棱针刺破打小火罐放血数十次，最后终于成功治愈老两口的类风湿病，两人手腕脚腕活动自如。3年过去了，老两口至今情况稳定。

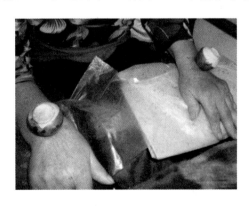

　　探讨：风湿、类风湿病是张家口地区的常见病，患者比比皆是。近年来，发病率居高不下，而且青少年发病率更有上升的趋势，年轻患者都很难彻底治愈，按说患者73岁，更加难以治愈。其妻子虽然年龄略小，也是病情不轻，可是为什么还能治愈呢？在该病例中，四腕穴针刺放血起到了很大的作用。

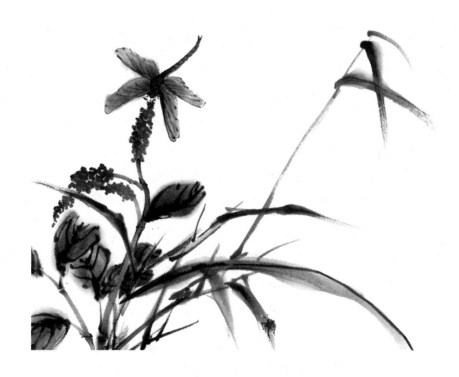

全身都不舒服该怎么治疗

人一生中哪能不患病呢？疾病几乎都能按科室区别，比如内科病、外科病、胃肠病、妇科病、儿科病、伤科病等。

可是，有一种病您见过吗？患者全身都不适，这病该怎么治呢？

【案例】1995年的夏天，我遇到保定涞源县的一位男性患者，约45岁。自述全身不适，具体部位患者自己也说不清。

我认真地为患者诊脉，脉象沉紧，苔白厚腻。详细询问病史，患者断断续续诉说自己的病情，常年头晕眼花、咽喉干哑、颈部不灵活、胸闷气短、腹部胀满、腰部酸软、双腿发软、四肢凉寒、舌头不灵活、皮肤刺痒、心慌失眠、干活没劲、不思饮食、小便不利，大便干燥、精神不济，如坐牢监。

患者一再表述，这些年来服用很多药都无效。

辨证：患者患的是全身神经官能综合征，属于中医学的疑难杂症。

既然什么药都试过不见效，建议患者针灸治疗。患者怕针灸，要求每次只扎一针。我把患者的病分四部分治疗：①对颅脑部分的病症针刺百会穴；②对胸胁部分的病症针刺内关穴；③对腰腿部分的病症针刺命门穴为主；④对皮肤瘙痒范围的病症针刺列缺穴为主。

详细疗法：

（1）患者头晕眼花，心悸、失眠，精神不振、全身乏力，颈部不灵活、舌不灵活这部分症状，针刺百会穴。百会穴采取不同的针刺手法，能产生不同的治疗效果。比如患者精神不振，百会穴垂直刺，第二天，患者就头脑清醒了。患者心悸失眠，百会穴采取从后向前进针法，患者很快就有了睡意。如果患者睡意太过，下一次针刺百会穴再从前向后进针，睡意就平衡了。患者头晕眼花，百会穴从后向前进针，对于男性患者，第一次百会从后向前进针时是针尖斜向患者左侧眼球方向，第二次从后向前进针，针尖斜向患者右侧眼球方向，左右轮换进行。患者头晕，百会穴针尖斜向两颞侧轮换进行。患者颈部活动不灵活，可用3寸毫针，从百会穴前侧进针，一直沿着头皮向后缓慢斜刺，几乎扎到仅剩下针体5分的程度，相当于进针2.5寸的深度，这对于颈椎疾病效果很好。患者舌头不灵活、语言不流利怎么针刺？百会穴进针时，针尖稍向前方斜刺，同时用右手中指轻轻弹拨针柄数次，这对于舌头不灵活、语言不流利效果很好。

（2）患者胸闷气短、腹部胀满、不思饮食、小便不利、大便干燥，主要针刺内关穴，对腹部胀满、不思饮食，针刺内关穴时针尖向手掌方向斜刺。治疗小便不利、大便干燥，针刺内关穴时，针尖向肩部斜刺到间使穴部位效果更佳。

（3）患者腰部发酸、双下肢发软、四肢发凉、乏力，不需很多穴位，仅用一个命门穴足矣。想要针感效果达到哪里，针尖就向哪个方向斜刺。

（4）患者皮肤瘙痒、咽喉干哑、颈椎不灵活、精神不济，仅针刺一个列缺穴足以，每次针刺一侧列缺穴，针刺几次就达到理想的效果。原因就在于，列缺穴属于肺经穴位，而且穴位位于皮下浅表之处，按照肺主皮毛的原理，对于皮肤瘙痒有特效。另外，列缺通任脉，可解决包括咽喉干痒、胸闷气短、心悸失眠、消化不良、小便不利等一系列问题。

疗程：每个部位大约针刺7天，共30天，诸症悉除。

特别说明：这种针刺法仅对这类患者有效，其他类型的患者，可能效果就不太理想了。

患者心脏长在右侧，肝长在左侧

【案例】2007年春天，一对小夫妻慕名求诊。女患者浑身颤抖苦不堪言，其丈夫愁容满面。

女患者自述，多年来全身乏力，心悸，近日水米难进，生活不能自理。

脉诊：刻下，心脉沉紧，余脉沉弱，应属于寒滞心脉、气血均亏。

听诊：左心前区无心音，怪事！胸部听诊按顺序四个部位都听完，结果是：右胸前区位于左心前区相对应的部位心音明显。详细询问病史，患者在医院确诊为心脏右位，肝胆却在左侧，和正常人正好相反。

可是先天性的心脏右位与目前的病症并无重大关系。

于是，我按温经散寒法施治，针灸双内关穴、中脘穴、双足三里穴、背部沿督脉，在膀胱经拔火罐至皮肤红紫颜色为止，在背部拔火罐五个，约20分钟起罐。

治疗完毕，患者症状缓解。再连续治疗，共3次，诸症明显好转，生活可以自理。

此则特殊病例，不为宣扬疗效，而意在告知同行们在医术生涯中要细心诊断，明察秋毫，以免误诊误治。

胃痉挛的特效针灸疗法

胃痉挛属于临床急腹症，来势凶猛，病因复杂，常与胃穿孔相混淆。患者面色苍白，冷汗淋漓。

【案例】1990年，近邻因患子宫肌瘤在宣化某正规医院做切除术，手术非常顺利，各项指标都很正常，可是手术后出现胃部剧痛难忍，医院反复检查，也查不出原因。每天疼痛难忍，不思饮食，失眠，持续到第七天拆线，还是胃痛难忍。患者要求立即出院，求诊我针灸所。

刻诊：患者面色苍白，语声低微，干呕不吐（七天吃不下饭了，没的吐了），脉象沉弦紧，触诊胃部呈绷紧状态，痛处喜按，稍按摩感到略缓解，体温正常，余无他恙。证属胃腹寒凝，一般为手术中裸体受凉所致。

随即为患者针灸：内关、中脘、梁丘、足三里及背部的筋缩、胃俞、脾俞等穴。针刺完毕，患者即刻感到不适症状明显缓解。针灸至第七天，诸症痊愈。

第六天为患者施针时，患者的邻居也在闲坐，闲论质疑："有病嘛，还得到医院治疗，就扎那么两根针还能治病？"巧的是，那年农历八月十五晚上，这位邻居突然胃痛难忍，无法动弹，当时已经是后半夜了，家人急来我针灸所求医。

我到患者家中，经过检查，确定患者为胃痉挛。按我的方法针灸治疗。内关、中脘、梁丘、足三里，背部的筋缩、胃俞、脾俞。1小时后，患者胃痛明显缓解，天亮，胃痛彻底痊愈。患者十分感激，此后对中医针灸彻底折服了。

警惕奇怪的婴幼儿腹泻

夏季是急性肠炎、痢疾发病率最高的季节。所以，在此提醒大家要特别注意。

【案例】我遇到过这样一位患者，6月龄患儿，不明原因的腹泻，不哭闹，每天腹泻数次，用婴儿腹泻药无效，到大医院住院半个多月，医院给予输液抗炎治疗病情仍无好转，便稀水样。我判断这应该属于腹泻受凉所导致的腹泻。孩子在住院期间花费了四千多元钱也没治好，无奈出院。

回家后，她们全家按我所说查找受凉原因，小孩每天喝奶粉，都是按着奶粉说明书上规定用温水冲服，以保证营养成分不损失，是不是这个原因呢？随后，他们家就按照我的嘱咐改用开水冲服奶粉喂孩子。没想到，当天孩子的腹泻就大大地好转了。接着，连续几天都是用开水冲服奶粉，孩子的腹泻就这样好了。

中医把疾病按性质作了详细的分解。腹泻原因居多，根据大便的颜色和性质大体能确定腹泻的原因：大便稀水样或者略带白泡沫样属于寒性腹泻，第一需要避免误入寒凉食品，第二宜按寒者温之的办法治疗或者避免腹泻。若不辨明原因，一律输液消炎，不但治不了病，还可能破坏婴幼儿的其他功能，若形成药物性腹泻，后果更是不堪设想。

坐月子吃西瓜险丢大牙

【案例】本村一位妇女，24岁，几年前正月期间坐月子，月子养得很好，产妇、婴儿都比较健康。有一天，婆婆买来一个西瓜，产妇盛情难却，就吃了一口。

没过几天，产妇感到两个门牙有些不适，又过几天，感到门牙有些发凉，越来越严重，时刻感到前门牙好像透风似的发凉，寝食难安。求诊一家牙医诊所，医师检查后诊断为牙神经炎，需要输液抗炎。遵嘱，输液1周后，病情不仅无好转，反而症状更加严重。医师建议钻孔去除牙神经，或者直接把两个门牙拔掉。患者没有接受。

后经介绍，到另一医院诊治。医师见她捂着嘴歪着脖子，判断是颈椎有问题。于是又做了1周牵引治疗，仍然不见效果。此时，门牙发凉的症状更加严重，患者时时刻刻用手捂住嘴巴，说话也不顺畅。随后，又转到这个医院的神经科，由于说话不利索，医师诊断是精神疾患。于是，给这位患者开了些镇静催眠药。一段时间后，再看这位患者，双眼直勾勾发愣，捂着嘴不断地嘟囔，颈部强直。

几经周折，患者才来到我处求治。经过诊脉，我判断是坐月子吃凉西瓜的原因，凉气入牙，阻滞经络，血供不畅而发凉。治宜温经散寒，活血化瘀。按照经络所过主治所及的原理，针刺取穴：百会、印堂、人中、合谷、足三里、迎香，每天针刺1次，针刺至10天，门牙发凉症状明显减轻。为巩固疗效，又用小号三棱针在人中穴和商阳穴点刺放出黑色瘀血数滴，病获痊愈，至今未复发。

蹲厕所攥拳头意欲何为

承德人有一句俗话：拉屎攥拳头——暗使劲。我反复琢磨这句话，原来大便时攥拳头对于便秘还真有作用。

近年来，受人们生活习惯的改变和许多不确定因素的影响，便秘患者越来越多。各种治疗便秘的药物有的奏效也有的服用无效。给患者的生活和工作带来极大的困扰。

便秘虽说不是多么严重的病症，但常便秘可以导致许多功能紊乱性疾病，如心肌梗死、血压增高、肝气不疏、肠胃胀满、痤疮、精神烦躁，甚至颅压增高、脑梗死、眼压增高、眼底充血等。

便秘给人们带来许多的疾病和痛苦，我们要细心研究治疗便秘的办法。

人们每天都要及时排出大便，以保持身体内正常新陈代谢。排便时至少需要以下因素才能顺利排出大便：①肠胃内需要有足够的需要排泄的内容物；②肠胃需要有足够的润滑功能使内容物顺利排出；③还需要有足够的肺气、中气和元气推动内容物顺畅地下行。

以上三项基本因素，前两项几乎都能具备，唯有第三项功能会被许多人忽视，怎样才能促使大便顺畅排出呢？这就是今天我要叙述的问题。

方法：蹲厕排便时，两个拳头稍微攥紧即可，这样很快就会产生便意，大便会比较顺畅地排出，需要说明的是攥拳头的方法。一种攥法是拇指压住示指关节，另一种是拇指攥在掌心里，只要稍稍用力即可。

原理：拇指属于肺经经络通道，示指属于大肠经通道，肺与大肠相表里，拇指压迫示指关节，就达到了肺主清肃、肺朝百脉作用。那么，拇指攥在掌心里为什么也有作用呢？大家可以试试，拇指攥在掌心里，稍微用力，拇指尖正好顶住了环指关节。环指是三焦经的通道，三焦经也正是通调上、中、下三焦，促使排便的经络，这样就达到蹲厕排便所攥拳头促使大便顺利排出的目的了。

说明一点，蹲厕所攥拳头也可能对于个别人效果不太理想。没关系，不必花钱，无不良反应，能产生促使排便的作用，也应该感到欣慰。

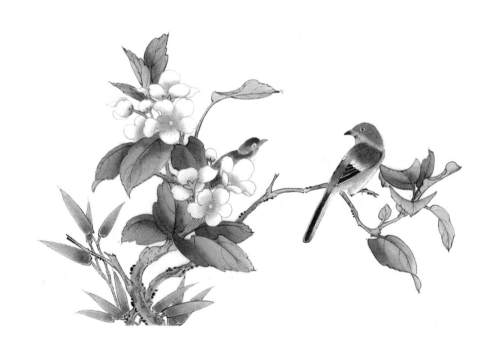

运用针灸火罐治愈黏缠的月子病

月子病是指坐月子时遗留的病症，是一个很黏缠难以治愈的疾病，比如头痛、牙痛、胃痛、腰痛、腿痛、四肢麻木、神经衰弱、心脏病等。

月子病的特点是，不分年龄长幼，不分时间场合，一旦发作，服药几乎无效，黏缠数日，只能等待缓解。

这些年来，看到许多患月子病的妇女们艰难度日，到处寻医问药十分痛苦，我下决心研究这个黏缠的月子病。经过无数次临床实践，根据八纲辨证，终于摸索出治疗黏缠月子病的诀窍。

人体患病大部分都是初病在表，表证未解，入半表半里，半表半里又延误医治，病邪直至入里，变成里证，这是一个方面；另一方面，按经络学说，初病在经，久而入络，初病在络，久而入经。也就是说，一个人患病，有时因为不在意而延误治疗时机；有时也因治疗不当，致使疾病恶化，最后导致病情顽固黏缠。

那么，怎么判断这位患月子病的患者病在里？是在经还是在络呢？

病在里——脉沉。病在经——脉弦急。病在络——脉涩。

根据对数以千计的月子病患者的情况统计，病在络者居多，也就是久病入络。

既然病邪久而入络，也就是络脉瘀阻。络脉瘀阻分两种：①经络的络脉瘀阻；②血管的毛细血管瘀阻。这两种瘀阻形成的月子病难治疗。

络脉瘀阻还形成两种病理现象：①近心端憋胀。②末端麻木。

不管是近心端憋胀还是末端麻木，都可以采取活血化瘀的疗法。老前辈王清任先生就对活血化瘀有着精彩的论述，并留下大量的著名方剂，至今广为流传。

可是，许多月子病患者服用活血化瘀的汤药后，疾病很快得到控

110

制，一旦停药，不久，又旧病复发。究其原因，就是络脉瘀阻产生瘀血导致血液不通，用药以后，血液循环改善，大部分瘀血好转，可是，还有小部分瘀血便成为疾病复发的根由，使月子病患者常年难愈而饱受病痛折磨。

既然络脉瘀血，那就好办，可在病灶处用消毒的三棱针点刺，而后用口径相当的火罐在刺血处拔火罐十余分钟，拔出黑紫色的瘀血就大功告成了。

本诊所这些年来，治愈顽固的月子病不下千余患者，不论是病程短的年轻妇女，还是年逾半百的老年妇女，只要患的是月子病，到诊所愁容而来，笑容而去。

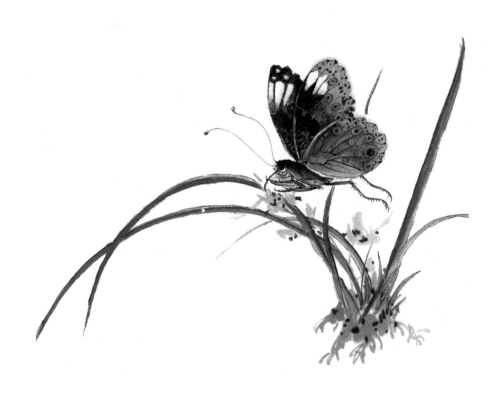

合谷穴的特殊功效

人体有许多经络穴位，有镇静、镇痛、止痉、止泻、活血、止血等作用。人体依靠这些神奇的穴位调节，来维持我们的身体健康和生命。

今天我要向大家介绍的是：人体的放屁穴。何谓放屁穴？

在患者之中，为数不少的是脾胃虚寒、脘腹胀痛、腹胀肠鸣、恶心欲吐，甚至疼痛致使大汗淋漓，想放屁，又放不成，痛苦万分。

【案例】患者，女，30岁，因食冷饮，肚腹胀满，胃痛难忍，前来医治。

诊断：脉搏沉迟紧弦，舌苔白厚，浑身皮肤紧促。证属感受阴寒，寒邪入胃，伏而作乱，呈现胃痉挛的症状。法当温经散寒，驱散寒气为上。

治疗：针刺患者的璇玑穴平冲降逆，针刺中脘穴，在穴位上覆盖场效治疗仪以温阳散寒；针刺内关穴和足三里穴，疏通经络，使寒邪有路可走。针刺到30分钟左右，患者诉胃部比较舒服了，感到肚子里有一股气来回乱转，好像到肛门附近放不出屁，又返回胃去了。又等一会儿，还是刚才那个感觉。我就在患者的右合谷穴单刺一针。原因如下，古人云：五脏有疾需要取十二原穴，十二原穴出于四关，何谓四关？四关者——合谷、太冲是也。为何单针刺右合谷穴？男子左为阳，女子右为阳，针右合谷穴意欲以阳胜阴，祛寒邪。果然，单独加针刺右合谷穴不到5分钟，患者放出一连串的屁来。此时患者如释重负，腹痛症状消失。

合谷穴具有排气放屁的功效，是我在数十年的临床实践中体验出来的，供各位同道们参详。

疑难痼疾腰突穴位用双剑齐发针刺法

在针灸医师里，患者的病症有容易治的也有难治的，容易治的下针如蛟龙入海，祛病如风卷残云，皆大欢喜。可是，遇到特别难治的病症怎么办呢？比如腰椎间盘突出症、闪腰岔气症或者急性胃痉挛等病症。

本针灸所这些年来找到了一个好办法——针刺穴位用双剑齐发法针刺，可解决这一难题。

古代用剑可以使用双剑，难道我们针灸医师手里的银针就不能双剑齐发吗？回答是肯定的，那么怎么使用双剑齐发针刺法呢？

有两种使用方法，第一种是双手各持一根银针，双侧同名穴位双手同时进针，比如太阳穴、风池穴、足三里穴等，以利于增强疗效。

今天要介绍的是第二种使用法。一手同时持两根银针，针体对齐捏紧，同时快速进针，把两根银针刺入所需要的重要穴位，而后根据需要的补泻手法捻针，这样极大地增强了银针对穴位的刺激效率，事半功倍，穴少效宏。

【案例】有一年春天，一位患者满头大汗的被邻居搀扶着来到我的针灸所求治，患者疼痛难忍，无法行走，从进门走到床前仅仅五步之遥，竟然10分钟都走不到床前，患者额头上渗满了黄豆粒大的汗珠。我看患者太痛苦了，就把患者的腰带和裤腿解开，用两根三寸银针，右手捏紧对齐，先将环跳穴和承山穴部位消毒，而后对准环跳穴施行双剑齐发针刺法，速刺速捻速出针。再针刺承山穴，同样施行双剑齐发针刺法，速刺速捻速出针。如此治疗，不到3分钟，这位患者就能挪动身体，慢慢地走到床前了。按如此方法治疗15天左右，患者痊愈。

低血压的针灸特效治疗

目前，低血压人群悄然上升，尤其在青少年队伍中，低血压的患者正在不断增加。许多孩子，小到10岁，大到20多岁，竟然许多人面色苍白，四肢无力，精力减弱，即使患普通感冒也很难快速治愈。

我经常遇到这种情况，学生们做体操或者军训时突然晕倒。校医不敢医治，赶紧通知患者家属，家属再把患者送到医院，医院检查血象正常，体征无异常。输液1～3天不见效，患者家属就迫不及待地转院。有部分患者家属慕名来到我的针灸所求治。经过诊脉，测血压，基本上都是低血压，脉象细弱，如同游丝走线。

究其病因主要有以下几个方面。

（1）多数患者穿着少，寒邪内盛，嗜好冷饮寒食。

（2）也有的孩子从小偏食，不正常饮食，营养不良。

（3）部分孩子学习负担过重，思想压力过大，导致早期神经衰弱。

【案例】2005年夏天，患者，女，15岁，在宣化县中学读书。参加军训时，突然休克晕倒，校医做了基本的处理后，通知患者家属来校领回。家属带患者到医院诊治，输液效果不明显，出院来我诊所求治。刻下，患者全身乏力，面色苍白，脉象沉细微弱，血压40～80mmHg，舌质淡白，手足不温。当属于寒邪阻络，气血无以生发，导致脑供血不足而休克。治宜温通经脉、补中益气。随即为患者背部，拔火罐。针灸穴位：后溪、中脘、足三里、太溪。同时在大椎穴位区域用场效治疗仪烤电。大约1小时，患者面色转为红润，手足逐渐温暖，眼睛睁开，精力充沛，六脉逐渐博起，转危为安。

按此疗法略作调整，治疗7天。患者脉象充实，血压78～115mmHg。宣告临床治愈，到现在3年了，未复发。

　　讨论：青少年学生队伍的健康现状，必须引起医务工作者、学生家长和社会的广泛关注。学校应尽量减轻学生的学习负担；学生家长也要顾及孩子健康的心理成长，减少无谓的精神压力。孩子们尽量按季节换衣服，不要贪图漂亮而过分减少穿着，尽量按时饮食，少吃零食；我们的医师也不要动不动就拿消炎输液当撒手锏，因为许多病症并不是都属于炎症，尤其低血压患者，往往越消炎越适得其反。对于因各种因素引起的低血压必须引起足够的重视。否则即使孩子们学业有成，走上工作岗位以后，也会因虚弱的体质难以胜任工作。我的诊所这些年曾经接诊过许多体弱低血压学生患者，才引起我的关注。

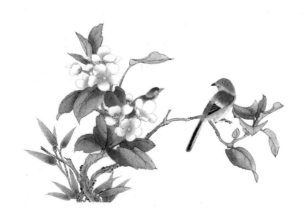

我是这样治疗口臭症的

口臭症病因有三：病因一，消化不良。胃中湿热，食腐胃肠；口气恶臭，酸烂异常；嗳气频频，旁人遭殃。饱腹便便，臭气远扬。病因二，胃寒腹胀。寒食积聚，肚满腹张，饱嗝频频，生食气扬，如吃生肉，恶心异常；不思饮食，心里发慌。病因三，肺部病疡。肺部结核，腥臭昭彰；肺叶脓肿，骚臭难当；气管炎重，咳痰深黄；口呼浊气，难闻难尝。

治疗：针对病因一，消化功能不良可服用黄连清胃丸、大黄苏打片，按说明服用。针对病因二，胃寒所致腹胀，可用附子理中丸，藿香正气片，按说明服用。针对病因三，属于肺热的用羚羊清肺丸，二母宁嗽丸；属于黄痰严重的，用复方鲜竹沥口服液；属于肺结核、肺脓肿的按照肺结核、肺脓肿另外专科治疗，在这里不提供常规疗法。

【案例】张家口患者，王某，男，16岁，数月口臭难忍，面黄肌瘦，不思饮食，无法正常上学，四处求医问药无效，遂经人介绍来我诊所求治。脉诊，胃脉沉迟濡弱；触诊，腹部板结膨隆。舌苔白腻腐厚，口内有一股生臭味。喘气，证属胃寒腹胀范围，给患者开点附子理中丸及藿香正气片。同时，为患者针刺合谷穴（面口合谷收之意），针刺承浆穴（清利口齿），针刺中脘穴用泻法（疏通中焦），针刺双足三里穴（温阳益胃）。针刺胃经的里内庭穴，胃经的荥穴、内庭穴在足背部，里内庭穴属于经外奇穴，在内庭穴的足底相对应部位（消除食积特效），仅仅针刺一次，患者回家按说明服用附子理中丸、藿香正气片。7天左右，口臭彻底痊愈，至今未复发。

60岁老婆婆眼前大枣飞舞怎么治

【案例】2011年夏天，一女患者来求诊，60岁，自诉感觉眼前大枣漫天飞舞，挥之不去，很是苦恼。

眼前大枣飞舞，是不是飞蚊症呢？但患者说眼前飞舞的是大枣，不是蚊子，也不是黑点。我又仔细询问患者，问患者是不是经常吃大枣？患者说自从听说大枣有补血功效，就经常吃大枣，夏天吃青枣，秋天吃脆枣，冬春季节吃干枣。还听人说，要按照年龄吃，她今年60岁，每天吃60个大枣。谁知，吃着吃着，感觉不对劲，就好像她的眼睛也成了大枣，闭上眼睛，眼睛是大枣，睁开眼睛，感觉眼前飞舞的都是大枣，挥之不去。同时腹部感觉鼓胀，心前区憋气。我判断是因为过多服食大枣所致的消化不良，引起腹胀胸闷。

诊断：患者舌苔黄腻，脉象滑濡，腹部胀满，嗳气频频。

分析：患者是属于服用大枣过量，造成消化不良，继而出现精神思想意识变化。治宜健脾燥湿除腻，消除精神意识障碍。

取穴：风池穴用泻法，清脑明目。中脘穴、梁门穴、阴陵泉穴、章门穴健脾除腻消食，太冲穴明目降逆，阳白穴明目除障，大陵穴清心除烦，里内庭穴消积化食。背部的脾俞穴处点按有硬结，在硬结部位用三棱针点刺后拔火罐，拔出许多淤血。

如此针刺治疗7天痊愈，嘱患者掌握正确的养生知识，做到适量才能起到保健作用，食品不可乱用，不可过量，过量反而不利于身体健康。

这种㖞嘴不好治

【案例】20年前的初冬，本村一位小伙子晚饭饮酒后，趁着醉意开着三轮车匆忙赶路回家。走到半路，总感觉前方有个人影晃动，喊避让也不理不睬。小伙子心里发毛，一路上惴惴不安，心怀疑惑。

回到家，已是半夜。早晨醒来照镜子，居然眼㖞嘴斜了，赶紧来我诊所求治。前一天的酒气还熏得人喘不过气来。右眼往右㖞斜，嘴角往左㖞斜。舌苔白厚，脉象弦紧。

针刺取穴：百会穴、风池穴、右侧的阳白穴、地仓透刺颊车穴、下关穴、迎香穴、左侧的合谷穴，每天针刺一次，效果颇佳。

10天后，患者自诉有脑部要爆炸似的、心脏要蹦出来似的特殊感觉。去医院做CT检查，结果显示排除心肌梗死，仍属于普通的卒中所致的口眼㖞斜。

从医院回来继续针灸治疗，因为患者增加了脑部发胀的症状，我就增加了双侧列缺穴。列缺穴通任脉，对于治疗脑部胀痛具有神奇的效果。又因为患者感到心前区不适，增加了心平穴（位置在少海穴直下三寸心经路线上）和内关穴。

即使调整了穴位，我心里很是纳闷，既然心脑血管没有梗塞，为什么会出现心脏和脑部如此过激的反应呢？

我一边为患者治疗，一边和他拉家常。小伙子终于吐露了心结。原来，那天晚上天气很冷，又是自己一个人单独外出，半路上借着酒劲似乎看到人影，就像电视剧里面那个白骨精化身的村姑模样，尤其那个人影一回头，妈呀！俩眼睛是一对黑窟窿，嘴里吐出一大截子红舌头。从此以后，那个形象在他脑海里扎了根，每天晚上深夜做噩梦！

原来小伙子脑子里中邪了，心理上的阴影导致他心智不清，自然极大影响了治疗的正常进程和疗效了。

既然找到了问题的症结，我一边耐心开导他这世界上根本没有什么鬼神，一边告诉患者是因为醉酒后出现的幻觉。由于患者的心理阴影过重，一时无法令其释怀。

除了针刺以上穴位不变外，再给患者针刺人中穴，稍重手法行雀啄手法，直至患者前额冒汗。至此，患者的嘴㖞眼斜症状治愈，心中的那个鬼影也无影无踪了。

大家要问，一个人中穴有那么大的威力吗？我的回答是肯定的。按照中医学的观点，人中穴具有醒脑开窍的作用，专治鬼魅邪气。掌握正确的针刺手法，就能把患者头脑里的杂念清除。

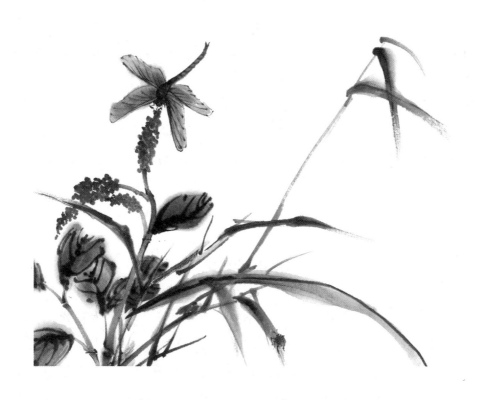

两例同样的百会穴怪病

【案例1】1995年夏天，本村好友30多岁的妻子，忽然感到顶骨部位胀痛，遂来我所求治。我仔细一看，胀痛的部位正好位于百会穴，用手轻轻触摸，明显感到百会穴犹如一个小荷包似的东西，用力点按，中指指腹感到有弹性，那个软疙瘩有两个纽扣扣在一起大小。用穴位诊疗仪一探，百会穴部位发出"滴滴"的响声。诊脉，看舌苔，均正常，我将用左手掌悬空，距离头顶15厘米处，来回旋转，手掌心感觉患者的百会穴区域灼热，判断为瘀血阻络，督脉循环不畅。

治疗：第一天，将百会穴区域常规消毒、脱碘，用大号三棱针直接点刺百会穴。只见百会穴的三棱针眼处冒出一股黑血水。用手捏挤，挤出许多黑色瘀血。由于身体其他部位没什么异常不适，所以，不需要用毫针针刺其他穴位。

第二天，仍然采取第一天的治疗方法，直接点刺百会穴。这次，冒出来的黑色瘀血明显比第一天少。此时，患者自诉顶骨部位症状缓解。

第三天，继续依此方法治疗。这次，冒出的黑色瘀血更是寥寥无几。此时，患者诉顶骨部位舒适。头顶好舒服好舒服啊！

一场百会穴的怪病宣告彻底治愈。从发病至今从未复发。

【案例2】2010年夏天，也是本村一个好朋友的妻子，年龄与第一例患者相近。一天半夜，患者感到头顶中间部位胀痛，小两口又不好意思半夜三更惊动我，就直接打出租到张家口市某医院。用磁共振头颅扫描结果为颅内出现一个比乒乓球略小的脑瘤，建议开颅手术摘除，大约需要四万元钱。由于当时带的钱不够，夫妻俩回家凑钱。上午回来后，朋友来借钱顺便描述了一下情况，我一听这个情况和上次那个好朋友妻子的症状几乎一样，就建议针灸试试。朋友执意做手术。开颅手术取出了约3厘米大小的脑瘤，用探针刺破，从瘤子里面冒出一股黑色血水，原来也是血瘤。虽然花费了几万元钱的手术治疗费，但好歹保住了一条命。

听朋友回来说的情况，我一听百会穴胀痛原来是脑瘤。事后，我越想越后怕。两名患者症候一样，如果第一例不是当机立断用三棱针点刺出黑色瘀血治愈，不也就是一个脑瘤吗？这样一场怪病，到医院也要花费好几万啊！

说明：头顶百会穴的那个软疙瘩没有瘤子那么大，也只有两个纽扣大小，好像颅外是苗，颅内是根茎啊。

治疗糖尿病有效或特效的人体穴位

对于治疗糖尿病，各医学界都有各自的高招。本诊所这些年除了运用汤药治疗取得一定的疗效以外，还发现运用人体穴位针灸或者贴膏或者穴位埋线可取得意想不到的效果。为了和同行们交流经验，为患者早日解除病痛，今天，我把在临床实践中摸索出来治疗糖尿病有效的穴位公布于众，希望起到抛砖引玉的作用。

治疗糖尿病有效或特效的人体穴位如下。

百会	风池	大椎	至阳
膈俞	胰俞	肝俞	脾俞
胃俞	肾俞	膀胱俞	腰俞
承山	璇玑	膻中	鸠尾
中脘	章门	天枢	关元
血海	足三里	下巨虚	间使

口舌不利怎么治

【案例】1994年春天，本地一位患者，女，60岁。自诉感觉舌头伸缩不利，吞咽功能不良，食物含在嘴里不能咽下，偶尔下咽又太过迅速。去大医院检查均无异常，可又难受异常，遂到我针灸所求治。

刻下，患者眼泪汪汪，由于不能及时咽下口水，嘴角处口水不止，言语不利。脉象迟缓，舌苔白腻，颈椎扭转不灵活，应该属于风府穴深度部位感受风寒所致卒中舌咽神经麻痹的缘故。风府穴部位如果卒中，CT扫描是不容易检查出来的。

治疗如下。

（1）先在颈部用铜钱刮痧，刮出黑紫色瘀斑，再在督脉和膀胱经线路拔火罐。

（2）针刺风府穴、风池穴、百会穴、人中穴、承浆穴、廉泉穴、金津玉液穴、中脘穴、合谷穴、商阳穴（点刺出血数滴），足三里穴。以上各穴均使用平补平泻法。

如此治疗1个月，诸症悉除，饮食正常，不流口水，至今未复发。

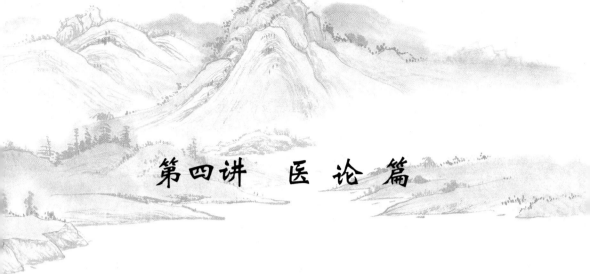

第四讲　医　论　篇

人体基本物质，以气血为先，气行血则行，气滞血亦瘀。反过来说，血行气则行，血瘀则气滞。许多时候，患者疾病急骤，如果按照常规的四平八稳疗法，就会延误最佳治疗时机。在这种特殊时刻，我们要发扬灵活机动的战略战术，迅速及时地介入对患者的抢救与治疗。这时，十宣穴、井穴和甲根穴就会显示出超凡脱俗的疗效了。

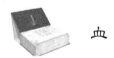

血

血液是维系生命的极其重要的物质基础之一。但是，瘀血、败血、毒血是导致人体致病的祸根，不把这些坏血除掉，将大大影响人体的存活能力，许多疾病都是这些坏血造成的。怎样才能正确地清除体内的坏血呢？

（1）放血的目标一：放血的目标基本上分为比较粗的静脉血管和最细的毛细血管。

①如感受寒邪、手足厥逆，可以点刺手足井穴，出微量瘀血，患者的厥逆症候可以顿时缓解。有的朋友询问：有时点刺半天不出血怎么办？对于这类患者，可以用橡皮筋或者鞋带、布条之类的东西先把手指绑缚住，这样就能保证顺利刺出瘀血了。当瘀血出尽，再也挤不出来时，再松解缠绕物。

②严重的高热不退，除非特殊病症以外。一般都可以在手足十宣穴

三棱针点刺出微量瘀血。我们的祖先发明手足十宣穴救治急症险症，因为手足十宣穴居于手掌，三棱针点刺手足十宣穴，刺破动脉末端的毛细血管，挤出微量的瘀血，使经络阴经与阳经顺利交接，这样，急症险症就迎刃而解了。须知，经络和血脉是不可分割的统一体。本人几十年来深深体会到：阴经经络与动脉应手，阳经经络与静脉相随，如果把两者按照西医理论割裂开来，就可陷入不可知的迷途。

（2）放血目标二：粗静脉放血，适用于急症险症的治疗，比如上肢痹痛挛急手足失灵，可以在肘部的粗静脉血管放血，方法是：用止血带绑缚住肘部上端，然后仔细辨认哪条血管属于有瘀血的静脉，一般来说，有瘀血的静脉，血管怒张，疙疙瘩瘩的。皮肤消毒后，用一次性注射器刺入血管，抽取黑紫色的瘀血，抽到看不到黑紫色瘀血为止。此时，患者的上述症状极大地缓解或者立刻消失。下肢腘窝部位的静脉血管需要放血时，操作手法与肘部放血的手法一致，在这里不做重复叙述。

（3）放血目标三：病灶痛点阿是穴放血。临床中，有许多疾病病灶不一定非在某个经络上，这时，就不需要非要搞个水落石出，到底属于哪个经络。这时，就以病灶阿是穴为依据。病灶处皮肤消毒后，直接用三棱针呈梅花样点针五针，而后用相应大小的火罐吸拔，时间15～30分钟。此时，病灶部位可以拔出许多黑紫色瘀血，患者立刻感到大病若失。多数肿瘤、胆囊炎、阑尾炎、结肠炎、关节炎、强直性脊柱炎、胃炎、高热不退、气管炎、心肌炎等许多重大疾病能立刻缓解或痊愈。

（4）放血目标四：属于特殊部位，如鼻炎、唇角炎、中耳炎、口腔炎、阴囊炎这些地方部位特殊，既不能用火罐，注射器又抽不出来，用手挤又无法下手。本诊所就地取材，将一次性注射器改装成微型抽气管，解决了这个难题。临床遇到这类特殊患者，就用注射器型抽气管，直接用三棱针点刺后，把抽气管吸拔在这些狭窄的病灶部位，15～30分钟，吸拔出许多黑紫色瘀血，患者的病症立刻缓解甚至消失。

【案例】1994年夏天，一位阳原县女患者，40岁，严重贫血，面色苍白，呼吸微弱气促，畏寒，月经淋漓，脉象虚弱略弦涩，苔白质淡，舌边微有紫蓝斑条，胃脘硬块，心悸。

针刺穴位：百会穴，升提下陷之气；膻中穴，平衡气血；中脘穴，统调中焦；血海穴，活血养血；曲池穴、足三里穴，调理脾胃大肠平衡；大椎穴，通调督脉气机；膈俞穴、腰俞穴，督脉上下呼应法。承山穴、昆仑穴，温化寒湿，鼓舞正气。先针刺前面的穴位，后针刺背部的穴位，针刺30分钟后起针。起针后，再在背部的膈俞穴和腰俞穴三棱针点刺后，拔以大号火罐，30分钟后起罐，吸拔出许多黑紫色瘀血。

这个特殊疗法就是运用去瘀生新的道理，因为这位患者一派贫血症候的背后，隐藏着气滞血瘀的脉象，脉象虚弱兼带弦涩，隐藏着血瘀的本质。所以，我们看病诊脉，不要被贫血的表面现象所迷惑，在这种特殊的患者身上，敢于刺血拔火罐，不要惧怕伤血导致昏迷，因为患者同时伴有血瘀的实质。

经过精心治疗，10天后，患者气色好转，呼吸通顺，身体逐渐地恢复健康。

探讨井穴、十宣穴、甲根穴

针刺相同取穴正确与否，直接关系到治疗效果。可是，中医古籍上的取穴标志与现代针灸教科书上有一部分不尽相同，不遵从中医老前辈的心血古籍记载吧，的确是数典忘祖。全都遵从吧，可是我们感觉现代教科书上的针灸知识也是博大精深，临床效果很好。这就使得从事针灸的同道们感到无所适从。这个问题也一直困扰我数十年，怎么办？

经过反复对照和认真思考，我感觉有必要把这个问题仔细区分一下，有利于今后自己的针灸取穴方向。

井穴与十宣穴

以前，我一直认为井穴在指甲根内侧或者外侧距离指甲根内外角一韭菜叶的赤白肉际处是穴。十宣穴位于十指尖端距离指甲一韭菜叶的指腹中点。

近期我在网上发表了一篇主要显示井穴和十宣穴的刺血治疗危症的文章。后来，文子医生贤妹（同道网友）跟帖纠正我的取穴观点，我当时还有些不理解，认为中医古籍的许多观点与现代教科书有差别，需要历史来不断地解决和验证。后来，对方费心搜集《灵枢·本输》古籍中关于井穴与十宣穴的说法，根据《灵枢·本输》书中的观点，力证井穴与十宣穴是同一个穴位。在此特别感谢，并将她的主要论断摘录如下：

《灵枢·本输》：心出于中冲。中冲，手中指之端也，为井木；流于劳宫，劳宫掌中中指本节之内间也，为荥；注于大陵，大陵掌后两骨之间方下者也，为俞；行于间使，间使之道，两筋之间，三寸之中也，有过则至，无过则止，为经；入于曲泽，曲泽，肘内廉下陷者之中也，屈而得之，为合。手少阴也。

肝出于大敦。大敦者，足大趾之端，及三毛之中也，为井木；溜于行间，行间足大趾间也，为荥；注于太冲，太冲行间上二寸陷者之中也，为俞；行于中封，中封内踝之前一寸半，陷者之中，使逆则宛，使和则通，摇足而得之，为经；入于曲泉，曲泉辅骨之下，大筋之上也，屈膝而得之，为合。足厥阴也。

脾出于隐白。隐白者，足大趾之端内侧也，为井木；溜于大都，大都本节之后下陷者之中也，为荥；注于太白，太白腕骨之下也，为俞；行于商丘，商丘内踝之下陷者之中也，为经；入于阴之陵泉，阴之陵泉，辅骨之下陷者之中也，伸而得之，为合。足太阴也。

肾出于涌泉。涌泉者足心也，为井木；溜于然谷，然谷，然骨之下者也，为荥；注于太溪，太溪内踝之后跟骨之上陷中者也，为俞；行于复溜，复溜，上内踝二寸，动而不休，为经；入于阴谷，阴谷，辅骨之后，大筋之下，小筋之上也，按之应手，屈膝而得之，为合。足少阴经也。

膀胱出于至阴。至阴者，足小趾之端也，为井金；溜于通谷，通谷，本节之前外侧也，为荥；注于束骨，束骨，本节之后陷者中也，为俞；过于京骨，京骨，足外侧大骨之下，为原；行于昆仑，昆仑，在外踝之后，跟骨之上，为经；入于委中，委中，腘中央，为合，委而取之。足太阳也。

胆出于窍阴。窍阴者，足小趾次趾之端也，为井金；溜于侠溪，侠溪，足小趾次趾之间也，为荥；注于临泣，临泣，上行一寸半，陷者中也，为俞；过于丘墟，丘墟，外踝之前下陷者中也，为原。行于阳辅，阳辅外踝之上辅骨之前及绝骨之端也，为经；入于阳之陵泉，阳之陵泉，在膝外陷者中也，为合，伸而得之。足少阳也。

胃出于厉兑。厉兑者，足大趾内次趾之端也，为井金；溜于内庭，内庭，次趾外间也，为荥；注于陷谷，陷谷者，上中指内间上行二寸陷者中也，为俞；过于冲阳，冲阳，足跗上五寸陷者中也，为原，摇足而得之；行于解溪，解溪，上冲阳一寸半陷者中也，为经；入于下陵，下陵，膝下三寸胻骨外三里也，为合；复下三里三寸，为巨虚上廉，复下上廉三寸，为巨虚下廉也；大肠属上，小肠属下，足阳明胃脉也。大肠小肠，皆属于胃，是足阳明也。

三焦者，上合手少阳，出于关冲。关冲者，手小指次指之端也，为井金；溜于液门，液门，小指次指之间也，为荥；注于中渚，中渚，本节之后陷者中也，为俞；过于阳池，阳池，在腕上陷者之中也，为原；行于支沟，支沟，上腕三寸两骨之间陷者中也，为经；入于天井，天井，在肘外大骨之上陷者中也，为合，屈肘而得之；三焦下腧在于足大趾之前，少阳之后，出于腘中外廉，名曰委阳，是太阳络也，手少阳经也。三焦者，足少阳太阴之所将，太阳之别也，上踝五寸，别入贯腨肠，出于委阳，并太阳之正，入络膀胱，约下焦，实则闭癃，虚则遗溺，遗溺则补之，闭癃则泻之。

手太阳小肠者，上合手太阳，出于少泽。少泽，小指之端也，为井金；溜于前谷，前谷，在手外廉本节前陷者中也，为荥；注于后溪，后溪者，在手外侧本节之后也，为俞；过于腕骨，腕骨，在手外侧腕骨之前，为原；行于阳谷，阳谷，在锐骨之下陷者中也，为经；入于小海，小海，在肘内大骨之外，去端半寸，陷者中也，伸臂而得之，为合。手太阳经也。

大肠上合手阳明，出于商阳。商阳，大指次指之端也，为井金；溜于本节之前二间，为荥；注于本节之后三间，为俞；过于合谷，合谷，在大指岐骨之间，为原；行于阳溪，阳溪，在两筋间陷者中也，为经；入于曲池，在肘外辅骨陷者中，屈臂而得之，为合。手阳明也。

除了脾经、肾经、肺经，井穴都是在指端，不是吗？现代教科书有问题。我查了现代取穴师尊《针灸甲乙经》，可是甲乙经是加了句"去端如韭叶"，是指离指甲的上端有韭菜叶那么宽，不是甲根旁开，所以是后代理解有问题。您看这些井穴是不是在十宣穴的位置。本来"井主心下满"，为什么大家觉得井穴不如十宣穴？是位置没找对！

根据这段中医古籍的观点确定：除了脾经、肾经、肺经，井穴都是在指端，不是吗？看来现代教科书也有疏漏。

甲根穴三棱针刺血法

既然搞清楚了井穴与十宣穴几乎是同一个穴位，那么，40多年临床最善于使用的井穴就不能称为井穴了，那么，这个穴位怎么称呼呢？我自行决定称呼为甲根穴，为什么称呼为甲根穴？因为我取穴的位置处于十个，指甲根部中间点距离指甲根一韭菜叶的位置，也是用三棱针迅速点刺放血，挤尽黑色瘀血为止。这里需要说明的是，点刺前穴位和针具严格消毒，还要用带子把手指根部绑缚住，这样挤出的才是瘀血。否则，挤出的是好血和瘀血参半，效果不好。

【案例】2011年中秋节，亲戚送来一盒雪莲果，我怕过敏，尝了一小片，这下可坏事了！随之感觉咽喉发痒，继而，十指发痒，随后，十个脚趾也发痒，10分钟后，咽喉、眼睛、手指、脚趾都发痒，心悸，我赶紧口服氯苯那敏和普萘洛尔，可是，一时又起不了作用，难受的我直冒冷汗。我妻子说，喝药不管事，赶紧按老办法扎手指吧。随后赶紧找齐针具设备用松紧带绑住手指根部，迅速消毒手指头，用三棱针点刺甲根穴，治疗过的每个手指头都点刺一遍，挤出黑色瘀血数十滴。很快，过敏症状缓解直至痊愈。

探讨：为什么治疗过的没有点刺十宣穴呢？因为，几年前我曾经吃荔枝过敏，也是口服抗过敏药无效，随后用三棱针点刺指尖的十宣穴，也就是古籍上说的井穴，挤出来的都是鲜红色血，过敏症状没有得到缓解。后改为点刺甲根穴，挤出黑紫色瘀血数十滴后才治愈过敏症。

再次感谢文子医师热心地纠偏指正。从此，我就遵循大部分井穴和十宣穴是同一个穴位的观点，把自己善于运用的穴位称为甲根穴。以后，大家遇到吃水果严重过敏患者，还来不及去医院急救之前，可用三棱针迅速点刺手脚甲根穴，挤出瘀血数滴或数十滴，挤尽为止，即可达到不去医院也能快速治愈过敏症的目的。

运用针灸疗法巧用战略战术

军队打仗需要缜密的兵法和灵活机动的战略战术，方能百战百胜。针灸医师为患者针灸治病，也需要缜密的八纲辨证，然后确立理、法、方、针，正确地运用理、法、方、针，就相当于正确运用战略战术。只有这样，才能救危难于千钧一发，运筹于帷幄之中。

比如，我们在治疗风寒湿痹患者时，不但要主攻风寒湿痹的重要穴位。还要做到以下几点。

（1）防止病邪向心脏部位流窜，而引起心脏的危险症候。这种症候有时甚至是很危险的，症状和冠心病、心肌梗死几乎一样。怎样防范呢？可同时针刺双侧内关穴和鸠尾穴。

（2）防止病邪向头部流窜，如果病邪流窜到头部，就会出现头涨如鼓的症状。怎么防范呢？同时针刺百会穴即可。百会穴既是防备病邪上窜的有效穴，又是治疗风寒湿痹的重要穴位。

（3）针刺治疗双侧下肢风湿病症时，需要防止病邪向小腹部位流窜，如果病邪流窜到小腹部位，就会出现小腹部位疼痛难忍。怎么防范呢？同时斜刺双侧腹股沟的维胞穴即可。

（4）有的患者刚刚针刺不多时，突然出现咳嗽症状，有时甚至咳嗽剧烈，怎么办？立即针刺一侧列缺穴即可。

（5）有时针刺治疗患者的腰部风寒湿痹，结果腰部症状缓解，又出现下肢部不适，这是因为针刺腰部时没有兼顾到下肢部的穴位。所以，在针刺腰部风寒湿痹症状时，必须要兼顾到下肢部的穴位，如殷门、委中、承山、昆仑等穴位。

（6）有时候，本来针刺治疗胸腹部位的疾病，偶尔又出现手指或脚趾尖部胀痛或者剧痛，这属于病邪流窜到四肢末端，立刻在疼痛的手指或者脚趾顶端用三棱针点刺放血，立刻就可以缓解指（趾）端的剧痛。

那么，治疗风寒湿痹的症状时，为什么会出现病邪流窜的现象呢？众所周知，风寒湿痹的形成属于风寒湿邪侵犯肌肤腠里，导致体内瘀血和积液，经针灸治疗，这些瘀血和积液顷刻溶解，即是活血化瘀的作用。这些刚刚融化了的瘀血和积液就好像刚刚逃出监狱的罪犯，拼命地逃跑，虽然是拼命逃跑，还是有它必然逃跑的路线，什么路线呢？血液会随着静脉回流的方向向心脏方向逃跑，跑到心脏的入口处，就会出现拥堵的现象，也就是出现冠心病、心肌梗死的现象。融化了的瘀血和积液顺着血管回流或者经络淋巴走向乱窜，窜到哪里，害到哪里，所以针灸时就不能单纯考虑治病的主攻方向而忽视了围追堵截的战略战术。

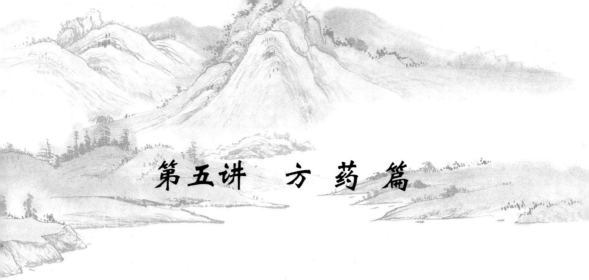

第五讲　方　药　篇

　　本讲仅7篇案例文章，为了突出深层针灸的特点，所以篇幅有限。这里主要针对现代人不喜欢煎汤药、不习惯喝汤药的情况介绍一些奇方妙招。药枕、泡洗、落叶药包都是行之有效甚至奇效，不妨一试。

 通治一般常见咳嗽外洗泡手中药方

　　药物组成：麻黄、鱼腥草、金银花、万寿花、枇杷叶、蜈蚣（1条）、白鲜皮、榆树皮、芒硝、黄芩共十味。

　　药物剂量：成年人每味10g。10岁左右每味5g。3—5岁每味3g。3岁以下勿用。蜈蚣（大人用大的，小儿用小的），没有榆树皮改用陈皮。每味药都不可过量。

　　外洗方法：第一次时把药物一次性开水浸泡20分钟左右开始泡手，以后每天晚上药物加热泡手。也可以同时适量擦胳膊和背。

　　治疗疗程：仅此一副药，泡到见效以至痊愈为止。

　　补充说明：本所自创方药，大有不伦不类之嫌，您运用时不用太过拘泥，可以根据自己的经验灵活变通。

　　药理论据：一般中医水平都能理解，不再一一详解。

糖尿病的奥秘属于五脏病变与组方原则

糖尿病是人类健康的杀手，到目前为止，全世界仍然无法攻克。目前多数人还是徘徊在西药降糖的坎坷泥泞的道路上，还有一部分患者抱着侥幸的心理试探某些保健品。下面，介绍一下自己诊治糖尿病的思路，只求抛砖引玉。

人们一直认为，等糖尿病严重了，就出现并发症了，其实不然。当糖尿病刚刚出现时，已经累及五脏功能了。可以说，糖尿病并不是所谓的吃糖过多导致的，五脏功能某个环节出现漏洞都可以产生糖尿病的，按五脏的功能循环生克承制关系，哪个环节都不能脱节，脱节了，就导致五脏功能紊乱。

调节五脏功能对于糖尿病的关系，最基本的需要是补心养血。心是脾胰的母，心的功能不良，就无法濡养脾土的功能，于是脾的功能虚弱，胰岛功能就出现问题了。以此类推，还需要柔肝疏肝，滋阴润肺，健脾清热，固肾清淋。这些基本理论，同行们都很清楚，就不再一一叙述。

组方原则：根据我本人的习惯，补心养血莫过于人参、柏子、龙眼肉，柔肝疏肝莫过于白芍、柴胡，健脾清热莫过于鸡内金、生石膏，滋阴润肺莫过于沙参、天花粉，固肾清淋莫过于桑螵蛸、黄连。这样，人参、柏子、龙眼肉、白芍、柴胡、鸡内金、生石膏、沙参、天花粉、桑螵蛸、黄连。仅十一味药就基本组成了糖尿病的中药方剂。如何巧妙运用组方，需要根据患者的五脏功能来定。哪个环节严重，就以哪个环节做主攻方向，这个环节的药物就作为君药，以此类推，用量以君臣佐使药按轻重缓急排序，再加上各自的经验，适当加减化裁就组方完毕。这样不是面面俱到的罗列，而是天衣无缝，环环相扣，不至于使病魔有逃窜的机会。这里列举的是基本方药，如果患者经济条件许可，还可以按这个思路变通为贵重的中药组方，这些年，我的诊治方案基本都是这个原则，效果都很好的。

如果不分青红皂白，一味地单纯清湿热，单纯降血糖，单纯地顾及某个脏腑，就失去了全局，势必事倍功半，得不偿失，延误病情。只有全局在胸，才可能投出一招好棋子啊。

写给喝不了汤药的患者们

我们古代中医最善于运用汤药治病，一剂汤药，扭转乾坤，患者高兴，医师欢欣。

可是，也有很大一部分患者，无论如何也喝不了汤药。你开的汤药就是金津玉液琼瑶佳酿，患者也如鲠在喉望而生畏。怎么办？我的办法是：用手脚也能"喝"汤药。

比如患者感冒，头痛无汗，咳嗽声重，四肢酸痛，项背拘急，属于风寒束表证候，治宜麻黄汤加减。汤头歌诀云：麻黄汤之中用桂枝，杏仁甘草四般施，发热恶寒头项痛，伤寒服此汗淋漓。至于加减，可以适量加些艾叶、川椒即可。

具体用法：把适量的麻黄汤药方乘以两倍的用量放在新鲜无暴露铁皮的搪瓷脸盆里，用沸开水浸泡约20分钟，感觉不烫手了，就可以把双手泡在药盆里浸泡到手腕部位。顿时，感到双臂温暖，额头冒汗，等到感觉很舒服了，也就大约20分钟，一次治疗完毕。

第二天如果再需要治疗，就把药汤仍然在盆里面加热继续使用。一份汤药可以使用7天左右，既省钱节约药材能源，又免去喝苦药汤子的难为情之感。

其他病症依此类推。比如现在好多人易患手足麻木，这种症状，别说怕喝汤药的患者为难，就是不怕喝汤药的患者，喝好几十副汤药也是望而却步啊……

我经过反复研究，随机精选配用：麻黄、桂枝、桑枝、姜黄、杨树叶、榆树叶、透骨草、伸筋草、青蒿草、松塔、老银杏叶、侧柏叶、荆条叶、五加皮、艾叶、苍术、干姜、芒硝各10g，为一剂药用量。这一剂药可以泡用15天，几乎足以治愈手足麻木。费用不足50元钱。

同时，这副药方还能同时治愈痛经、脘腹胀满、关节炎、坐骨神经痛、便秘便稀、腰肌劳损、下肢痿软、足腕下垂、皮肤瘙痒等。

用药原则：上部病症以泡手为主；下部病症以泡脚为主；全身病症手脚兼顾泡之。药物组成，就以看病开药的医师开具的汤药方剂即可。按照一副药的剂量略加味加量即可。

为了增加疗效，还可以在汤药里略加些渗透能力强的药物，如芒硝、细辛具有透皮帮助吸收的药物和促使体内病毒病邪顺大便排出体外的作用。

以上是我自己诊所运用的"手脚喝汤药"办法，效果相得益彰，深受广大患者们的喜欢。

老年胆结石无法手术有妙招

如今，胆结石患者越来越普遍，结石颗粒比较小的好治疗，服用汤药足可以解决；胆结石颗粒稍大些的手术取出或者微创手术也可以去除；再大些的手术连胆囊一起切除，照样解除痛苦。

可是，有一种老年胆结石患者，或者身体多病，无法手术，或者身体特别虚弱，经不起手术的折腾，有的特别贫困患者，无法拿出高昂的手术费用，只能忍受胆结石疼痛的折磨，饱受煎熬。

怎么办？我经过多年的研究和探讨，终于找到最两全其美的好办法，现公布与大家。

君药：用龙胆草、香附、柴胡、木香、延胡索、透骨草，再随症选用几十味臣药佐使药等近100来味中草药组成一个胆石痛偏方，缝制一个小口袋，不需要粉碎，直接内装这些中草药，形成一个胆石痛香囊。在使用中药物慢慢就粉碎了，这就相当于药物缓释作用，如果用机器粉碎了，极大地降低了药物的疗效。这个方子具有疏肝解郁、活血化瘀、理气镇痛的长效作用。经常把胆石痛香囊抱在或者夹在右胸胁的胆囊部位，几乎百分之百解决胆结石疼痛的症状。即使胆结石仍然存在，也照样丝毫不痛，每年更换一次香囊，一直持续到百年而终，也不用做手术了。如果实在有极其个别的效果不够理想必须做手术的，再果断地做手术不要延误。

最近两年，好几位80多岁患胆结石的老年人，在本所应用了胆石痛香囊，镇痛效果都相当满意。

【案例】1999年春，一位老太太求诊。先是坐骨神经痛，在我的针灸所治愈。时隔一年，又患了胆结石病症，结石有5厘米大小，由于患者年龄80多岁不敢轻易做手术，且患者家境贫寒囊中羞涩，无力支付巨额的手术费用。遂再次求诊。由于患者就诊路途遥远，很不方便，我建议患者先抓一副中草药，回家缝制一个小口袋，把这些中草药装在口袋里，平时把这包药隔着衣服搂在怀里，不拘时间长短，不拘使用次数，随心所欲使用即可，患者连声道谢拿着胆石痛一包回去了。

第二年春天，患者丈夫要求再开一包药，说患者自去年用上胆石痛香囊搂在怀里，胆结石疼痛就没有发作过。

说明：胆石痛香囊的配方属于秘方，当家品种的君药成分我已经公布了，其余配方因地因人因病因证而异，无法一一公布药物成分，敬请读者见谅。

不用扎针，泡手治疗小儿痞积疳积

小儿患了痞积疳积病症，不思饮食，厌食挑食，食后干呕，面黄肌瘦，肚腹膨胀，毛发稀疏，肢体纤细，缠绵难愈。一般来说，吃西药等于隔靴挠痒，吃中药，小儿难于下咽，所以难以取胜。于是古人创造了用三棱针或者毫针点刺四缝穴，挤出些许黄水或者血水，从而治愈小儿痞积疳积，几乎一次即可治愈，以其疗效确切而流传至今。

痞积疳积是一个病症的两个不同发展阶段，病症较轻时叫作痞积，病症严重以后叫作疳积，痞积阶段肚腹膨胀，疳积阶段骨瘦如柴。

我们张家口地区，年轻的母亲们按照习俗，每年农历八月初一和八月十五这两天，都要抱着孩子来我的针灸所扎痞积疳积，有的母亲自己也不知道孩子是否患了痞积疳积，抱着孩子来咨询是否有痞积疳积。我一看小孩子的症状，如有痞积疳积就给孩子按常规扎四缝穴和足三里穴，最后再给孩子按摩或者点刺背部华佗夹脊穴，这是我扎痞积疳积的拿手疗法，虽然每次孩子都被扎哭，但很快一个个孩子们活蹦乱跳，生龙活虎了。

但我仍在思考，怎样能够不扎针照样治愈小儿痞积疳积呢？经过反反复复的推敲和不断摸索，功夫不负有心人，我最近几年终于研究出了行之确效的中草药泡手治疗小儿痞积疳积，今天郑重地向大家公开我的泡手治疗小儿痞积疳积秘方，仅作抛砖引玉，供大家参考。

我把此方命名为十全食美痞疳汤，成分如下：麻黄、桂枝、桑枝、白芥子、生山楂、炒白术、木香、藿香、芒硝、槐角（长得样子像手指一样的槐角），共十味中草药。

用量：10岁以上，每味药8g；5岁以上，每味药5g；5岁以下，每味药3g。

用法：把这一副药一次性用开水浸泡20分钟左右，感到汤药不怎么烫手时，即可以给孩子泡手。每次泡手时间适可而定。

疗程：一副药可以连续泡手15天左右。

探讨：小孩子患痞积疳积主要以男孩居多，女孩较少，为什么？因为小男孩好玩土玩水，小手极易感受寒凉，影响十指经络受阻，故而容易患痞积疳积，比较顽皮的小女孩也容易患此病，既然痞积疳积的病因和手指关系极大，那么，用草药泡洗双手就有直接的治疗意义了。

再者，用中草药泡手，比喂药容易很多。你要让小孩子喝汤药，几乎是不容易的事情，你要让小孩子泡手，小孩子见到水，连玩带耍的就把病治好了。

值得一提的是，扎四缝穴挤出来的黄水或者血液并不是体内垃圾，也不是体内毒素，是有用的东西，挤出去太可惜了，而用中草药泡手外可宣透皮毛腠理，内可化积痰脓血，温经散寒，疏通经络，脾胃康健，消化良好，一个顽固不化的痞积疳积顽症不就消化于无影无形之中。

防各种流感香囊和药枕秘方（自创验方）

前段时间，在我国发现H_7N_9禽流感，虽然来势不太凶猛，但是也夺去了数个患者宝贵的生命，这不得不使我们提高警惕，加以足够的重视。

由于H_7N_9禽流感病毒主要侵袭呼吸道，不是人传人，也不是血液传染，这就给我们的预防工作提供了一个足够的缓和空间。既然是由呼吸道口鼻入侵，那么，我们把好呼吸道的必然通道——口鼻，不就抓住问题的关键了吗？

怎样从口鼻把住这个关呢？既然这次H_7N_9禽流感传布还不是全国性的大面积流传，那么，人人都戴大口罩的做法就显得有些草木皆兵的感觉。如果等到疫苗上市，就不亚于坐以待毙。如果喝中药呢？您说是普通人都喝吗？究竟需要喝几剂药才能达到预防效果呢？有没有更简便实用的预防方法呢？我的回答是：有的。

本所这些年来，在预防"非典"和禽流感方面，就做了大量的研究和思考，随机自拟了防流感中草药香囊和防流感药香枕，凡是在我的针灸所看病的患者，几乎每人都自动买一包，即使管不了大事也没有害处，能否预防"非典"和前一波禽流感我不敢吹牛，但是，挡住一般的流感就等于把住了H_7N_9禽流感的第一道大门。患者们后来一致回馈反映自从有了我配给的药香枕和香囊，全家闹感冒和流感的现象和概率大大地减少甚至杜绝了。

既然防流感药香枕和香囊具有很好的防御作用，那么，对于预防非典和禽流感势必也具有一定的作用。

一包防流感药香枕，散发出来清香味道可以使全家受益，一个防流感药香囊，可以使自己全天受益，中草药散发出来的清香气味具有芳香醒脾、芳香开窍、芳香顺气和清香辟秽作用，任何邪气、毒气、浊气、瘴气都会对芳香清香味道退避三舍的。但是，我们厨房的五香调料几乎不起多大作用，因为五香粉属于醇香，醇香适合做调料，不太适合抗击邪气之类的致病因素。

药物组成设想：今天我自拟的这个方子与往年的不完全一样，既然病毒会变异，我们的对策也要变异。那么，今年的H_7N_9禽流感病毒主要具有怎样的特点和区别呢？我个人认为，这和华中一带的雾霾严重有关系，雾霾属于湿气黏稠不洁的特点，雾霾极易侵犯呼吸道进而影响消化道，所以，雾霾成为H_7N_9禽流感病毒主要的载体，造成这种病毒也具有黏稠腻歪的特性。黏稠腻歪的病毒最惧怕什么呢？最惧怕芳香清香的味道，我在组方之前，分析出这个特殊情况，就为组方奠定了足够的理论基础。

防流感药香枕组方：艾叶10g，青蒿10g，薄荷10g，野菊花10g，冰片6g，樟脑5g，朱砂10g，雄黄10g，陈皮10g，荆芥穗10g，杏仁10g，荆芥10g，防风10g，霜桑叶10g，苏梗10g，白芷10g，黄芩10g，大黄10g，麻黄10g，枇杷叶10g，竹叶10g，石菖蒲10g，橘子叶10g，金银花10g，啤酒花10g，藿香10g。自己缝制一个比一般枕头略小些的口袋，把这些药物不需要粉碎，直接装入小口袋，就形成一个药枕头，我们每天要和枕头接触约10个小时，药物的清香芳香沁人心脾，直扑口鼻，效果是很有效的。

防流感药香囊组方：艾叶1g，青蒿1g，薄荷1g，野菊花1g，冰片1g，樟脑1g，朱砂5g，雄黄1g，啤酒花1g，石菖蒲1g。揉碎，自己缝制一个平纹花棉布小口袋。把药物装进去，想办法佩戴在项链上挂在脖子上即可了。

重要说明：这是我自拟的药方，大有不伦不类之嫌疑，可能被有的人品头论足，希望大家多多谅解，信不信由您。这是我近几年临床实践总结出来的，但如果您对哪种药物曾有过敏史，请您绝对不要使用或试用！

注意：孕妇禁用，孕妇的家人禁用。

落叶治病好处多（自创验方）

落叶具有生物的收敛之性，我们可以在医学上把飘摇落叶变废为宝。

方法一：将杨树叶、榆树叶、柳树叶、杏树叶混合在一起，用开水浸泡20分钟后，既可以泡手、泡脚治疗风湿性疼痛和麻木。用来洗脸，可以治疗面部痤疮（青春痘）。全身擦洗，可以治疗皮肤病、瘙痒。用来洗头，可以预防和治疗脱发。

方法二：用上述几种树叶各三把，混匀装入小枕头，睡觉时枕在颈部，可以睡眠安稳，颈椎舒服，第二天神清气爽。把这个小枕头放在腹部，可以治疗腹胀消化不良。

落叶来源方便，不需要花一分钱，如此有益健康，何乐而不为呢！

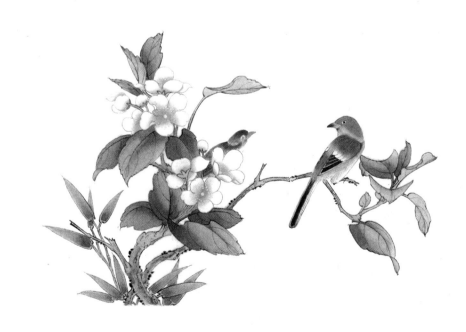

第六讲　杂　谈　篇

医师治病，若是常见病、地方病、多发病，这些都好处理。可碰上没病找病的事情怎么办？这种情况下，我们就要增加见闻，广学博闻，多学些看家本领，比如双手悬掌诊痼疾、双手化作核磁仪、计算人体精力兴衰周期、精心研究点时令致病的偏方等。本讲17篇文章是笔者总结的一些比较有特点的案例，供同道们参详。

人体有两个"博士穴"

人体有许许多多奇特的穴位，在身体最危难之中，针刺某些特定的穴位，可起到回阳救逆、起死回生的作用。还有些穴位虽然不是救命穴位，但是运用得当，也可以起到意想不到的作用，甚至从而改变人生命运，兴许飞黄腾达，兴许学富五车。

那么，我们人体哪个穴位有这样大的神奇作用呢？多年来我苦心摸索实践，终于总结出一个既平凡又奇特的穴位——"博士穴"。

何为"博士穴"？就是颈部的风池穴和完骨穴。这两个名不见经传的普通穴位，怎么就能成为"博士穴"呢？这里最关键的环节是针刺手法，同一个穴位，不同的针刺手法就会产生不同的甚至离奇的作用。

如今的家长对孩子望子成龙，望女成凤，将孩子的学绩成绩摆在第一位。这无形中给孩子带来了许多精神和心理压力。出现一系列的不良反应，如记忆力差，精神萎靡，注意力不集中，甚至对学习丧失了兴趣。

那么，怎样才能让孩子增强记忆力，使孩子对学习产生浓厚兴趣呢？

我从担任民办教师的时候，就按照我们家族中医祖传的窍门，给记忆力和反应力比较差的学生点按风池穴和完骨穴。逐步地，孩子们的学习兴趣增强了，学习成绩自然就上升了，至于将来能否当上博士生，那是另外一回事。

那么，这两个穴位怎样针刺才能取得理想的效果呢？很简单，每人仅仅针刺三次即可，前两次仅仅针刺双侧风池穴，针刺的角度是针尖斜向对侧眼球方向。也就是，针刺左侧风池穴，针尖朝向右侧眼球方向斜刺，针刺右侧风池穴时针尖朝向左侧眼球方向斜刺。更关键的是，必须是轻捻缓进，越慢越好，感觉针尖达到头骨扎不动了，就到位了。再轻捻缓进退针。为了杜绝医疗事故的发生，绝对禁止用粗针提插猛捣。这中间不需要留针。第三次，从完骨穴进针透刺风池穴，仍然是轻捻缓进慢慢退针出来不留针。留针效果并不理想的。

这些年，凡是来我诊所看病的学生，只要他们反映说学习吃力，我都额外给他们针刺三次"博士穴"，后来，学生们都反映自从扎了"博士穴"以后，学习兴趣浓厚，学习成绩提升，记忆力和反应力也比以前强多了。

儿童初冬季节感冒、咳嗽、发热的急救法

秋末冬初，季节交替，儿童很容易患感冒，不但影响儿童的身体，还影响到学习。应该怎么办呢？

下面介绍一种方法参考试用。

（1）儿童感冒以高热、面赤为主，用伤湿祛痛膏贴在以大椎穴为中心的部位。一天一换。效果很好。

（2）儿童感冒以咳嗽、流清涕为主的，就用伤湿祛痛膏贴在大椎穴下面的部位，这个部位涵盖了双侧风门穴、肺俞穴和相应的督脉穴位，一天一换，效果很好。

（3）儿童感冒以腹部胀满、消化不良症状为主的，就用伤湿祛痛膏贴在中脘穴，肚脐处各一帖，一天一换，效果很好。

（4）儿童感冒以吐泻为主的，就用伤湿祛痛膏贴在天突穴和腰俞穴各一帖，一天一换，效果很好。

（5）儿童感冒以头痛、头晕为主的，就用伤湿祛痛膏在风池穴一边贴一帖，效果很好。

（6）儿童感冒的预防妙招：晚上睡觉前，用手掌心捂住孩子背部，包括从大椎穴至至阳穴范围，几分钟即可。

注意事项如下。

（1）儿童对伤湿祛痛膏过敏者切记不宜使用。

（2）患者症状比较重一些的，仅贴附一层伤寒祛痛膏效果不理想的，可以在穴位上涂抹少许清凉油再贴伤寒祛痛膏，效果增强。

【案例】张家口一位患者在我的诊所针灸治疗重感冒后遗症加上月子病，她的7岁女儿感冒了，在附近诊所输液治疗，输了7天液好了，没过3天，又发起高热，又输液7天好了，没过3天，高热复发，诊所医生

说再输液7天。患儿家长把患儿领到我诊所，仔细检查，并没有什么特殊原因。我就给患儿的大椎穴贴一块半张的伤湿膏。第二天，患儿家长说，孩子不发热了，可是孩子还有消化不良症状。我就又给孩子在中脘穴贴半张伤湿膏。次日，孩子腹胀症状消失，吃饭也香了。可是，孩子还有些气管痰鸣音，我就又给孩子的天突穴贴上少半张伤湿膏。也就是说，在1周时间内，分别贴了三次伤湿膏，这个孩子至今身体正常，精力充沛，没再复发。

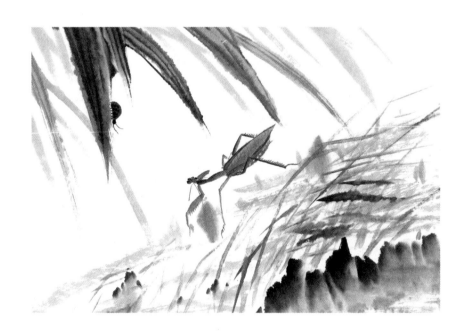

针灸绝技解救输液后上肢活动不利症

【案例】1993年冬，我的针灸所接诊一位本县胶泥湾村患者，男，70岁，双上肢蜷缩不能伸展，生活不能自理，食欲缺乏，双侧肘关节疼痛而来诊治。

尺脉沉紧，舌苔白厚，余无他恙。症属阴寒内盛、筋脉拘急所致。询问患者是否前几天因感冒输液。患者回答是因感冒输青霉素数天，随后两臂就伸不直了。

这就明白了，患者患的是寒邪感冒，再输液青霉素，青霉素虽然有消炎特效，可是属于寒性药物，再加上药液又是凉的，这就等于雪上加霜，筋脉受寒过度，因而拘急不能伸展。

治疗：背部拔火罐，再针刺筋缩穴和阳陵泉穴舒展筋脉，针刺中脘穴和足三里穴温中缓急。针刺双侧曲池穴和爱民穴（穴在肘横纹至腕横纹连线中点），疏通局部经络。注意，每个穴位都用小频率的雀啄法，当天见效，针灸治疗1周，诸症悉除。

没病找病怎么治

世界之大，无奇不有，您见过吃饱撑的没病找病的"达人"吗？

我这些年就遇到过好几位吃饱撑的没病找病的"达人"，请慢慢听我叙述。

【案例1】2012年秋天，诊所来了一位女性患者，三十岁左右。前几年患过腰椎间盘突出症，在我这里治愈。今天又来了，是不是旧病复发呢？经过询问，原来她最近得了严重的失眠症，感觉自己的眼球一会儿像弹球一样来回滚动，一会像乒乓球一样的芯内空虚，一会像元宵一样的表面粗糙，一会像剥了皮的鸡蛋一样感到沉甸甸的胀。昼夜不眠。先后吃安眠药、安神补心之类药物均无效，故来我这里求治。

六脉偏浮，脾脉濡数，舌苔黄腻，面色土黄，二便正常，饮食尚可，四肢乏力，心慌意乱。再问患者失眠之前有何特殊情况？患者长长地叹了一口气："不瞒大夫您说啊，我这是吃饱撑的没病找病啊。"

原来是这样，患者有一个朋友开足疗店，大概对于中医养生保健略懂一点。患者朋友说：女人主要是保养气血，保养气血主要靠气海穴，气海穴就是血液的大海，就要波涛汹涌。怎样才能让大海永远保持波涛汹涌呢？那就要经常按摩血海穴，经常按摩血海穴就会气血兴旺，就会睡觉香，吃饭香，面色红润。患者听从朋友劝说开始每天按摩。结果令人万万没想到，晚上睡不着觉，俩眼球一会儿像弹球一样的来回滚动，一会儿像乒乓球一样内里空虚，一会儿像元宵一样表面粗糙，一会儿像剥了皮的鸡蛋一样感到沉甸甸的胀。

根据患者的自述和脉诊及舌苔综合分析，我认为主要是揉按血海穴过激过分所致，气血突然上涌，扰乱清窍。古人云：瘀血在上，发脱不生，瘀血在上如狂。这是随便胡乱揉按血海穴造成血海骚乱，如同海啸，一时超出了脾的统摄功能导致的失眠症状。这种特殊症状服用安眠药，等于压服，结果是压而不服；安神补心片等于安抚，结果是安而不抚。均无效果。

治疗：六脉偏浮，需要稳定血脉，针刺内关穴稳定心神，气血回位；脾脉濡数，需要针刺双侧血海穴用泻法，即泻血中郁热，使暴涨暴逆之血液趋趋下行于和缓。具体针刺手法是：双血海穴双手同时进针，采用一进三退的泻针法，双手持3寸针同时直接向上略斜刺进针，约2.5寸许。稍许时刻，分三下逐步退针完毕。眼球暴胀，需要针刺阳白穴、太阳穴、太冲穴缓冲救逆，再加上我常针刺印堂穴，向下深刺。针刺治疗七天，症状明显好转，治疗结束。

【案例2】本村一位好友，中年。十五年前，有一次因为心中不畅，叹气同时，无意中一拳头砸在自己的右膝盖部位，结果这一砸不要紧，竟然把右膝盖砸出一个大疱来，两天后仍不好转，赶紧来找我诊治。仔细检查，膝盖砸出的部位发软，是软组织经过重击，砸出一个水疱，里面几乎都是积液。我就用20毫升的一次性注射器，穴位消毒后，直接把注射器针头刺进水疱里，抽出20毫升黏液。为避免抽不净，又在大水疱上拔了一个小号火罐，又拔出约10毫升黏液。仅此一次，彻底治愈，至今未复发。

两个案例讲完了，对于没病找病的患者只有这样治啊！

掏心窝子也能治愈冠心病

【案例】患者，男，49岁，张家口人。捂着胸口由妻子陪同来看病。患者进屋时，面色发绀，说话急促："大夫啊，我心里不舒服。如果能把我治好，我就是掏心窝子也要治，就感到，只有把我心窝子掏出来，才能把我救过来啊！我每天胸闷气短，走路不到30米远，就必须蹲下歇息一会儿才能接着走路。"

刻诊：患者六脉弦急，心脉结代，舌苔黄红带刺，血压95～170mmHg，心前区叩诊鼓音。用我的穴位诊疗仪探头触及心前区，发出"滴、滴、滴、滴"的警报声。此时患者又说：我的后背心和心口窝都憋得慌啊！大夫您怎样想法给我掏掏心窝子就好了啊！

掏心窝子？我还真有掏心窝子这招治疗冠心病心绞痛的绝招。当时便安抚患者不要着急。

笔者在1990年参加中国中医研究院举办的第二期全国高级针灸进修班时，田成文教授专门教了一绝招。田教授一再叮嘱学员们，一旦发现冠心病急性发作患者，就立即点按后背部位督脉的至阳穴，狠狠地点按住一会儿，患者就可以缓过气来，至少为送医院急救争取了宝贵的时间。因为我的诊所里经常遇到急性冠心病患者，我都按照田成文教授传授的方法，狠狠地点按住患者至阳穴，患者很快就能缓过气来，为争取急救赢得了宝贵的抢救时间。

后来我反复思考，咱们为医院抢救争取了时间，但是必然患者还得去医院抢救啊，患者去医院的各项费用不菲，有好多患者家庭承受不起啊。我们能否当场抢救直至痊愈呢？

反复思考研究，把我最擅长的三棱针穴位点刺放血法应用到点按至阳穴的概念中，终于琢磨出至阳穴区域三棱针点刺后拔火罐拔瘀血的妙招。这一方法远比单纯点按至阳穴效率强许多倍。

　　我让患者俯卧位，在背部督脉的第7椎至阳穴区域乙醇棉球严格消毒，以至阳穴为中心，在脊椎两侧的华佗夹脊穴各用三棱针点刺两下，在脊椎正中的至阳穴点上点刺一针，一共5针，呈现出梅花点图样。而后，用大号火罐吸拔20分钟左右。起罐，拔出约30毫升紫黑色瘀血，患者顿时感到舒适，缓过气来。

　　第二天，患者冠心病心绞痛大有好转，又来再诊。我又在患者的心窝部位，也就是鸠尾穴和巨阙穴联合起来区域，先消毒，再用三棱针点刺心窝穴（包括了鸠尾穴和巨阙穴），也是按照梅花点似的点刺5针，而后拔中号火罐。不到20分钟，拔出20毫升黑紫色瘀血，患者高兴地说：毛大夫掏心窝子这招掏得好啊，我感到这病好了八九不离十了呀！

　　第三天，患者又来第三诊，我还没有开始施治，患者就说：毛大夫啊，我这左一次右一次地来看病，万一哪天没空，顾不得来怎么办啊？能不能给我来个痛快的，多顶些日子的高招啊？

　　多顶些日子的高招？我说："有啊。给你穴位埋线一次，至少有效期半年，甚至是一次搞定永不复发呢。"患者说："有这好高招，您怎么不给我早用呢？"我说："急则治标，缓则治本，这是中医治病的原则。"

　　埋线治疗冠心病心绞痛，不亚于大医院的高招，省事、省力、省钱、省痛苦。我就为患者用新式注射埋线针在患者至阳穴、膈俞穴、鸠尾穴、膻中穴、内关穴、中脘穴、足三里穴埋线，费用寥寥无几，效果很好，至今未复发。

　　后来，患者逢人就说：大夫为我掏心窝子把病掏好了！

女孩子屁股大怎么治

【案例】患者，美貌少妇，身材修长苗条。前几年，屁股突然逐步增大，走路费劲。到处求治无效，非常痛苦。

脉沉迟，舌苔白腻水汪，触诊腹胀如鼓，臀部和大腿部位胀如气吹。问诊，痛经，乳房胀痛，消化不良。综合分析：寒湿集聚病症导致屁股胀大。治宜健脾温中化湿，排除寒湿集聚为上。

患者曾经喝药无数，目前已经无法喝药，见药就吐。用针灸拔火罐和埋线方法治疗。

针刺穴位：百会穴、大椎穴、脾俞穴、胃俞穴、肾俞穴、腰俞穴、秩边穴、环跳穴、会阳穴、承扶穴、巨髎穴、殷门穴、承山穴、阴陵泉穴、膻中穴、中脘穴、水分穴、天枢穴、关元穴、水道穴、风市穴、阴市穴、阴陵泉穴、足三里穴、上巨虚穴。以上各穴，凡是能拔火罐的穴位，一律采取针加罐的方式，腹部和腰部用场效治疗仪替代艾灸。

治疗半个月以后，许多穴位都拔出很多水疱和血疱，把水疱和血疱用梅花针刺破，排出许多脓血水，患者感到症状大大减轻。如此治疗一个多月，直至痊愈。为防止复发，按照针刺的穴位统统采取穴位埋线的疗法，以巩固疗效，至今未复发。

两个"可怜"的肾

肾为先天之本，我今天要和大家介绍的是——两个不同命运的案例。

【案例1】患者，女。15年前偶患感冒，感觉比平时严重，直接到大医院诊治，没想到经过检查，有一个肾萎缩到很小的程度，医院建议换肾。由于经济窘迫无法承受高额医药费，遂来我所求治。

患者主诉：头晕，口苦，咽干，胸胁胀满，一会儿冷一会儿热，寒热交替，全身气力，喜蜷卧。血压体温基本正常。脉象沉紧，肾脉稳定、脉率平和，舌苔白腻、略带齿痕，触诊腹部膨胀，二便无异常。

判断为感冒寒邪，没有经过表证直入脏腑，脾胃感受寒邪，故而胃腑膨胀导致中焦阻塞。所幸没有侵犯下焦。

我将病情告诉患者家属，患者的病症主要还在于感冒寒邪，目前肾脉平稳，肾萎缩属先天性萎缩，若为后天肾萎缩，必然会严重影响生育。既然属于先天性肾萎缩，就和这次感冒没有直接关系，没有必要换肾，当务之急，还应该以治疗感冒为主，寒邪祛除，病症应该会去掉大半。

治疗：既然没有表征，也没有小便异常的下焦症状，按照脉象和症状分析，病邪仍然在半表半里，小柴胡汤为首选。当即给她开中成药小柴胡颗粒，拿了三天的剂量三盒，花费6元钱。同时为患者针刺一次中脘穴、天枢穴、足三里穴，驱寒通络。

患者用完三天的小柴胡颗粒，诸症悉除，至今15年过去了，患者的身体状况和精神状态一直很好，而且患感冒的概率越来越少。

【案例2】10年前，邻居说他的亲戚几天前偶然尿血，在一个小诊所输液几天就好了。我听后嘱咐邻居，不要小视这种病，必须到大医院诊查，防止肾出问题。邻居赶紧送亲戚到张家口大医院检查，万万也没想到，竟然查出肾萎缩。换肾是换不起，就按照医院的第二方案，手术摘除这个正在萎缩的肾。

这例患者，由于及时检查出肾萎缩，及时手术摘除这个患病的肾，没有影响到身体其他方面，至今仍然安然无恙，身体健康。

同样是患病的肾，案例1采取保守疗法，基本健康。案例2由于发病急骤，正在发展之中，手术摘除免留后患。

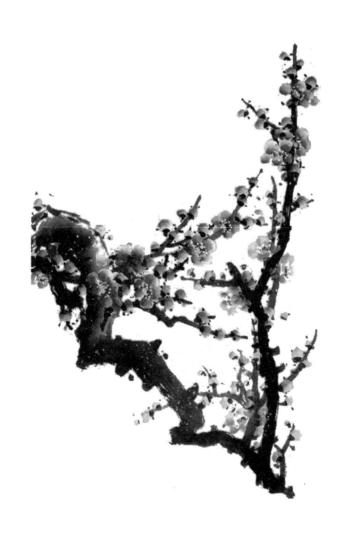

刀下"瘤"人

古代戏剧中经常听有人大吼"刀下留人！"一个即将丢掉性命的钦犯可能就保留了一条生命。今天我要说的故事是一刀切除了一个"可怜"的好子宫。

【案例】我有个邻居，18年前，30岁左右，忽然感到小腹不适，到医院检查，B超结果显示子宫瘤。医院建议口服米非司酮，并且解释说，米非司酮是打胎药，既然打胎，就有消除子宫瘤的作用。嘱患者回去按说明服用，经常来复查。

患者回来后，严格按照医嘱服用米非司酮。一段时间后到医院复查，医院一会儿说瘤体明显减小，药物明显见效，一会儿又说子宫瘤又有增大。最后医院检查结果为，瘤体增长到3厘米左右，需要手术切除子宫瘤。患者感到惧怕手术，遂来我的针灸所要求针灸治疗。

刻下，患者小腹隐痛，触诊有一个杏子大小的硬块，舌苔白腻，脉象沉紧，余无他恙。之前有一位女性患者肚脐下有个苹果大小的硬块，自己认为是瘤，到医院检查，医院怀疑是瘤，结果手术后证实只是气块。后来还是我给她针灸治疗好了。这次我为患者按照气块针灸治疗，针刺穴位是中脘穴、大陵穴、气海穴、关元穴、中极透曲骨穴、足三里穴、三阴交穴、太冲穴、痞根穴、腰俞穴、秩边穴。治了一个月，舌苔正常，触诊摸不到硬块了，小腹隐痛消失，饮食生活起居已正常。

过了一段时间，患者打算到医院检查一下，看究竟还有没有子宫瘤。结果医院医师说子宫瘤更大了，再不手术切除，恐怕有生命危险。患者和丈夫一商量，只好手术。

没想到，手术竟然切除的是一个完整无损没有任何瘤体的好子宫，患者和家属追悔莫及。

男子放屁带冒泡怎么治

一位中年男子求诊，说是得了怪病。放屁不少，声音不大，放屁的声音就"哧"一声，随后又"噗嗤"一声，就好像抽了药捻的小鞭炮一样，随后冒出泡泡，一天不知道要放多少个屁，冒多少个泡，把裤裆都湿了一片，十分痛苦。

诊断：舌苔白腻，略带汪水如镜，脉象沉濡。触诊：手足不温，脘腑胀满。问其精神状态，患者少气懒言。根据各方面症候综合分析，患者应该属于脾虚脾湿、肾阳虚衰、下元寒湿，治宜健脾燥湿、温补肾阳、温化温通下焦寒湿为上。

治疗：用针刺拔火罐加场效治疗仪烤电替代艾灸疗法的方法。针刺穴位：百会、中脘、关元、足三里、上巨虚、肾俞透命门、腰俞、长强穴深刺、承山、昆仑、阴陵泉、三阴交穴。除了百会长强穴以外，其余穴位均使用针上加拔火罐。在腰部区域，起火罐后，再把针略退一下，改成30°斜刺，便于把场效治疗仪的保温袋压在腰部穴位上，替代艾灸疗法。每天如此治疗1次，半个月为1个疗程。半个月疾病痊愈，至今未复发。

小伙子脑袋开花怎么治

【案例】1995年夏，本村一个小伙子，上门求治。自诉1周来，头晕脑闷，感觉脑袋里像开花一样的难受，并且一再形容，脑袋里就好像放礼炮开花一样，"咚"一声，"哗"一下……在别处吃了不少药，没什么效果。

诊断：寸脉脉象浮迟，舌苔白腻，余无他羌。询问患者一周前活动情况，患者说，有一天，天气闷热，中午睡觉时把电风扇放在背后猛吹，感觉很舒服，一觉醒来，就感觉后脖子发紧，第二天就感到头忽忽悠悠的，第三天，就感到脑壳里有开花的感觉，到一个西医诊所，医师说可能是脑膜炎，让输液，输了三天液，脖子更发紧发皱。又找了一个中医诊所，中医说这是严重肾虚，必须赶紧阴阳双补，先开了三剂中草药，越喝越感到不对劲，除了脑袋开花以外，更感觉头重足轻、走路足底下如踩棉花。后来，他妻子说她当年习惯性流产就是我给看好的，所以特来本所求治。

辨证：患者脉象浮迟，属于感受风寒。汤头歌诀曰：浮脉为阳表证居，迟风数热紧寒拘。寸浮头痛眩生风。舌苔白腻，为患者平日喜好寒凉食品，不属于风寒所致，患者平素体健，何来肾阴阳两虚呢？更无脑膜炎症状。

治疗：针刺百会穴、太阳穴、阳白穴、头维穴、风池穴、风府穴、风门穴、后溪穴、左太冲穴、右三阴交穴，行针30分钟，起针完毕，偷偷轻轻挠了一下患者的足心（涌泉穴），小伙子突然哈哈一笑，顿时头清眼明，脑袋开花的感觉消失。为了防止病情反复，又连续如此针刺治疗1周，诸症痊愈，至今十几年从未复发。

论理：男子用左太冲平冲降逆，用右三阴交升清降浊，再同时配合双风池穴，对于气血风寒、上逆头晕目眩效果特别好，针刺手法平补平泻，其作用自动双向调节，当补自补，当泻自泻。

惊心华佗梦，捏鼻子救六命

1981年冬，我们和五个工人一起值班。由于没有火炉，只好拢着一堆煤炭块取暖，并围坐休息。我不知不觉睡着了，梦见一位鹤发童颜的仙翁飘至眼前，照着我的鼻子用力捏了三下，随后飘然而去。

我激灵灵地感到一阵鼻子发酸，随即懵懵懂懂醒来。此时，感到胸闷，有些心悸，全身无力，两腿发软，立刻察觉到这是煤气中毒的感觉。

我赶紧坐起来，扫视四周，一看另外五名工友一个个歪倒在火堆旁，全体煤气中毒了。

我赶紧又狠狠捏了一下自己的鼻子，这时，才感到彻底清醒过来，当时条件有限，无法求助，只好自助。

我就赶紧把他们五个一个个往屋外拖。边拖边掐人中，可是感觉掐人中不太管事，我就下意识地按照梦中老仙翁的手法一边往外拖一个，一边为他们捏三下鼻子，拖一个捏一个，捏一个醒一个，一会儿工夫，把那五个工友都拖出小屋。

谢天谢地，总算都醒过来了。事后，我再三回味那个给我灵感的梦。反复思考，终于悟出其中道理，人在昏迷的时候，一般掐人中穴就有很好的急救醒脑效果。可是，煤气中毒中期程度，轻度昏迷，毒气还没有严重影响到脑神经，此时，掐人中就显得不太敏感。此时，煤气主要侵犯呼吸道和肺部，出现呼吸气短、胸闷、心悸，此时，用捏鼻子手法属于走捷径抄近路，显得效果更好些，为什么呢？因为鼻为肺之窍，捏鼻子通窍醒肺，肺窍通，脑窍亦通，立刻就有清醒神志的绝妙作用。这个案例还关乎到迎香穴，刺激了迎香穴，疏通鼻腔通道，促进了肺功能恢复正常，进而恢复了循环系统。还关乎到素髎穴，捏鼻子直接捏到鼻子尖端部位的素髎穴，素髎穴也是一个急救穴，两者的相互协调作用，起到了急救煤气中毒的作用。

抗击禽流感

我们的诊所主要接诊两大类患者，要么是小疑难杂症患者，要么是头疼脑热、咳嗽感冒发热的患者。疑难杂症好办，治疗起来有一个缓和的过程；但感冒发热咳嗽患者，一般都发病急，来势汹汹，碰到这样的病例，尤其是当"非典"和禽流感来袭时，都不能有半点怠慢和马虎，必须迅速诊治。

禽流感的临床症状诊疗方案指出，人感染H_7N_9禽流感潜伏期一般为7天以内。患者一般表现为流感样症状，如发热、咳嗽、少痰，可伴有头痛、肌肉酸痛和全身不适。重症患者病情发展迅速，表现为重症肺炎，体温大多持续在39℃以上，出现呼吸困难，可伴有咳血痰；可快速进展出现急性呼吸窘迫综合征、纵隔气肿、脓毒症、休克、意识障碍及急性肾损伤等。

在这种特殊情况下，诊所由于条件所限，没有化验设备，很难分辨患者是属于一般的流感还是特殊的禽流感。我们只好凭借中医老祖宗传下来的看家本领和八纲辨证的法宝，望闻问切、细心诊断来分辨病情的轻重缓急。一般说来，只要患者表情痛苦，舌苔焦黑，脉搏弦紧，呼吸耸肩，都属于重症，必须按照当地卫生局的规定，建议患者到县级以上医院去抢救，以免延误最佳的抢救时机。

对于大部分症状不太严重的患者，细心诊断后，再积极采取治疗方案，需针灸治疗的采取针灸治疗，需配合汤药的就配合汤药治疗，还可以配合输液治疗，病情就可及时得以控制。

我认为，如果是预防禽流感的话，除了我介绍的防流感药香枕和香囊（见"方药篇"）以外，可以服用中成药羚翘解毒丸，服用1～3天即可。羚翘解毒丸主要成分是羚羊角，羚羊角具有醒脑明目、清脑震惊、清肺化痰、息风解痉、凉血清心、清热解表、表里双解的作用，流感的一系列症状几乎都能涉及，这是我几十年临床的经验和体会，有些与书本资料不尽一致，这正是羚羊角的特殊作用之处，一般人不会理解的。但是，咳吐稀白痰、大便溏泻、胃寒腹胀、四肢冰凉的患者不可乱用。

虽然禽流感有所变异，但只要找到流感的规律，就一定能战胜它。

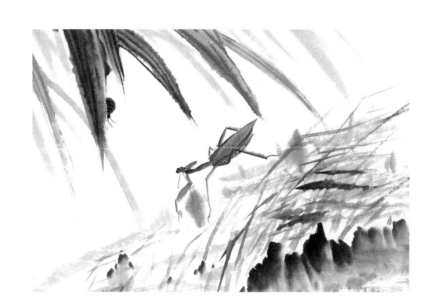

食管癌患者放疗后的惨痛代价

【案例】2010年夏天，一位食管癌患者前来求治。患者，男，70多岁，张家口市人，15年前，因右手患鹅掌风前来医治，获得痊愈，深得信任。因此，这次又来求治食管癌。

患者目前已经水米难进，每咽一口饭、喝一口水，对于患者来说，都是剧烈的痛苦。

诊断：患者舌苔焦黄裂纹，脉象弦细较弱，腹部空空，我用手掌面在患者的胸骨柄部位距离皮肤10厘米轻轻慢慢地回旋，感觉我的手掌面热辣辣的烦躁感。看来，食管癌果然不假啊。

治疗：

（1）针刺人中穴、承浆穴、外廉泉穴、天突穴、膻中穴、鸠尾透刺中脘穴、梁门穴、内关穴、列缺穴、照海穴、然谷穴、癌根穴。

（2）在胸骨柄部位的璇玑穴用三棱针点刺五针，随后拔中号火罐一个，半个小时起罐，拔出脓血水约20毫升。

（3）在背部沿着督脉和膀胱经推走罐五个来回，而后在督脉经络挨个拔火罐，一直到尾椎部位的腰俞穴为止。留罐20分钟。起罐后发现每个火罐的部位拔出许多黑紫色血疱，把血疱用梅花针划破擦净，涂敷消炎粉。

第一天治疗完毕，患者已经能进食较稀的食物，至少可以喝水了。治疗到5天，患者已经能够进食面条、稀粥、馒头类食物。

正在这关键时刻，患者的孩子们一再要求他去医院进一步复查。

1周后，老先生又来了，进门就说：孩子们那里是给我做进一步复查啊，是骗我说让我去烤电，什么是烤电啊？原来是做放疗。结果，放疗了2次，就感觉不对劲，又出现水米不进了，这边我水米不进，那边热烘烘地放疗烤电，烤得我头晕眼花，全身没有一点气力了，我这回死活也不去了，还是你给我治疗得有效果。

可是，这回无论怎样扎针、拔火罐拔瘀血，也拔不出来瘀血了，大概是放疗把胸骨柄局部的微循环烤凝固了，进一步针灸治疗，效果很不明显。

几个月后，老先生还是撒手人寰了。

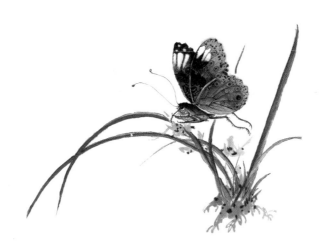

食管癌患者乱用肺癌药物的惨痛代价

【案例】2010年的春天，一位张家口市的男性食管癌患者慕名而来，患者50多岁，面容黄瘦，精神萎靡。患者自诉患食管癌数月有余，一开始吃饭感到咽下不痛快，逐渐的咽东西就感到胸骨柄部位疼痛。最近几乎不能进食。到大医院检查，结果：食管癌中晚期。建议化疗配合放疗或者手术，维持生命，但时日不多。

患者及家属遂到我诊所求治。

诊断：说到诊断，可能有人要笑话了，患者在大医院都确诊是食管癌中晚期了，还有什么必要再做诊断？

我觉得，这个诊断非常必要。第一，别看吞咽困难，万一不是食管癌呢？我曾经经历过一位患者，医院确诊为晚期肺癌。结果，在我诊断按照感冒仅用三天治愈，至今仍安然无恙呢。第二，即使是食管癌，治疗时也必须望闻问切，八纲辨证才能确定理、法、方、针、药。

脉象涩细，舌苔干黄发黑裂纹，腹部空空。叩诊胸骨柄部位，发出轻微的嘭嘭响声。根据这些体征判断，患者的确病入膏肓，很难医治了。

但再难也得医治啊，至少能使得患者病情得到缓解。

治疗：

（1）第一招，在胸骨柄部位三棱点刺五针后，用小号火罐吸拔，留罐30分钟起罐，拔出约20毫升脓血液体。

（2）第二招，在患者的背部督脉和膀胱经经络推拉火罐。然后，再在督脉线路从大椎穴开始，依次拔火罐，到尾椎上方的腰俞穴为止，吸拔30分钟起罐，拔出许多瘀血疱。

（3）第三招，针刺选穴为百会、承浆、外廉泉、天突、璇玑、膻中、鸠尾透刺上脘、关元、梁丘、足三里、太冲、里内庭、内关、合谷、列缺穴。

经过如此针刺治疗和拔火罐，三天后，患者感到明显缓解，吃面条、喝稀粥都很顺利。患者高兴，家属满意。

可是，万万没想到，就在这个关键时刻，出现了谁都没有想到的事。

原来，患者的一位同村邻居的母亲患肺癌晚期病故，这家的儿子出于爱心，拿来他母亲吃剩下的药，据说是从北京某地高价买回来治疗肺癌的专用药，小伙子热心地推荐给患者，说是这药如何如何的效率高，让患者吃吃试试看，患者经不起邻居如此热心，就吃了已故肺癌患者的"高价高效"药，也不知道家人和儿女们知道不知道（当时，儿女都在外地，只有老伴在家伺候），仅仅吃了两天的肺癌药，患者滴水难进了不说，竟然卧床不起了。

几天后，这家人央求让我到患者家里去给针灸，我本着救人救到底的原则，答应了他们的要求。针灸一次，第二天能从床上坐起来了，下午还能下地出屋去厕所，吃饭也勉强吃下。看到这些，大家仍然感到希望很大，于是，为了不用天天去家里针灸，就商量着采取埋线的疗法，选择主要治疗穴位给患者埋了十来根线，患者一直感到凑合。但是，自从吃了治肺癌的药以后，全身无力的问题始终解决不了。大约几个月后病故。

探讨：这个患者好在自从针灸治疗食管癌吃不下饭以来，一直到病故，基本上每天都能吃饱饭，没有活活饿死。

这个案例的患者不该做的是背着家人随意吃所谓的"高价高效"肺癌药物，以致病情加重，卧床不起。大家仔细想想，肺癌和食管癌本来就不是一个系统的疾病，这不是"韩信乱点兵"吗？再说，是药三分毒，治疗癌症的药物，不论是西药还是中药，都避免不了有毒性，虽说是以毒攻毒，但食管癌中晚期，本来就吃不下饭，身体羸弱，怎么经得起攻猛汹势的攻伐药物的攻击呢？再说，患者本人也是糊涂，人家肺癌都死了，一个治不好肺癌的"高价高效"药，能治好食管癌吗？

皮肤黑色素瘤癌变的惨痛代价

【案例】2013年5月，收治一位张家口地区某县中年男性患者。胸部左侧皮肤黑色素瘤，正规医院定性为恶性癌变，一年多经过两次手术未果，放疗几次后，左侧腋窝部位烤伤，疼痛难忍。

患者已经花光了所有的积蓄，已经无力承受巨额的医疗费用。家人和亲属都已经默认放弃治疗，等死罢了。

就在这关键时刻，张某的一位朋友正在本所治病，他不忍心张某就这样等死，一再央求我为其朋友做最后的努力治疗。几番恳求，我不忍拒绝，答应努力一试。

第二天，患者来了，蓬头垢面，面色晦暗，双目失神。我先让患者躺在床上，查看他的黑色素瘤到底是什么样？只见患者的左胸部云门穴部位一个大号的黑色素瘤（需要说明一点：这是已经手术挖除一个黑色素瘤后，又长出的一个），表面还不时地冒出一滴滴脓液。

前胸分散着十几个手术后断断续续长出来的小号黑色素瘤，左腋窝极泉穴部位，隆起一个鸡蛋大的瘤子（也需要说明一点：这是已经手术挖除一个大黑色素瘤后，又长出的第二个）。

左腋窝整个部位，被放疗设备烤得满布烫伤，烫伤部位不时地渗出淡黄色的脓水黏液。患者疼得不敢抬左胳膊，紧咬牙关。令人汗毛竖立。

诊断：脉象，沉弱细弦略数，几乎触及不到，舌苔黄厚腐腻，胃脘部位极度凹陷。患者已多日不思饮食，自诉左胸部憋闷憋胀，右颈抽搐样疼痛，头晕昏重，两腿酥软。

既然是癌症，就必须扶正祛邪，祛邪就必须排毒，排毒就必须排出毒血，只有排出毒血，患者才有最后一线生还的希望。

治疗：

（1）针刺外廉泉穴，服用大山楂丸增加患者食欲。针刺中脘穴、梁门穴，消导中焦；针刺足三里穴，扶助正气；针刺里内庭穴，消食除积。

（2）针刺风池穴、太阳穴、百会穴清头目、消昏重。

（3）在左胸部云门穴上的大黑色素瘤上每天用抽气罐缓缓地抽出黑色脓液，把其他十余个后出来的小的黑色素瘤用本所自配的长效针灸膏贴住，不让这些小黑色素瘤继续成长。

（4）左腋窝部位被放疗烤伤部位暂时无法治疗，只好用烫伤膏涂抹几日，而后再用甲紫药水涂抹消炎。

（5）治疗20天以后，云门穴那个最大的黑色素瘤干瘪萎缩，前胸下部十几个小色素瘤也干瘪萎缩，没有继续长大，腋窝部位的烤伤也都蜕化干净，露出了好肉皮肤，形势很好。这时，该轮到收拾腋窝部位那个暗藏的鸡蛋大小的疙瘩了。

（6）这个疙瘩该怎么对付呢？由于这个大疙瘩暗藏不露，难以用三棱针刺破拔罐，笔者就用10毫升一次性注射器直接扎这个疙瘩，针头扎到疙瘩的中心部位时，发现针管里抽进来了黑色瘀血，状如黑色机油，没想到，刚抽出约2毫升时，针头被黑色瘀血堵住了，笔者只好又更换了一只20毫升一次性针管继续扎进去抽瘀血。这次竟然抽出约10毫升黑紫色瘀血，那个疙瘩一下子消下去了一多半。此时，患者感到前所未有的舒畅感。这几天，患者面色红润，饮食增加，信心百倍。

（7）患者右侧脖颈处疼痛该怎么办？我就用风池穴三棱针点刺用火罐拔出瘀血的方法。治疗三次，脖子也不疼了。

如此精心治疗到快一个月了，患者各方面情况良好，患者高兴，我也高兴，病友们都为之高兴。患者本来是每天骑电动车往返，这次，患者信心百倍，不骑电动车了，干脆住在诊所附近的旅店，专心致志地继续治疗。

刚住下的几天，由于免除了每天旅途劳顿，患者身体情况越来越好。

就在这个关键时刻，我正准备第二次给患者用20毫升一次性注射器抽出腋窝部位那个已经缩小了的黑色素瘤瘀血时，事情有了意想不到的变化。第二天患者已经到了中午时分，这个患者还没来诊所，我到旅店一打听，原来是患者的一个亲戚打来电话，说是已经治疗了一个多月了，让他回去休养几天再说。自己悄悄回去了。

嗨！我的心里那个急啊！这是治这个病最关键的时刻，一旦耽搁，后果不堪设想啊！

几天过去了，患者还没来，据说这几天身体乏力，还想歇几天。十几天过去了，患者还没来，据说是卧床不起了。再后来就听说患者已去世了。

从2013年5月31日收治开始治疗，到7月28日病故，仅仅一个多月时间，这是一个多么惨痛的代价啊！

探讨：须知，逆水行舟不进则退，在最关键的时刻，无故随便地缩短疗程，造成了病毒反复反攻，一发不可逆转，可怜！可叹！可悲啊！

开始施治时，在患者的癌瘤直接抽出瘀血毒血，瘤子一下子直接缩小一多半，这是一个非常惊喜的改变。如果患者坚持治疗，虽然不敢完全保证能治愈，但至少还有转圜的可能和余地。这个案例的教训十分惨痛，令人遗憾。

精心号脉，笑话连连

西医诊病，靠的是现代化仪器化验；中医学博大精深，靠的是四诊八纲，望、闻、问、切，尤其以切脉为主要诊断手段。曾经有的人认为，望闻问切，把切字排行在最后，可能是切脉不是诊断的首要地位。笔者认为，切脉排在第四位，是杀鸡焉用宰牛刀的意思。

关于中医诊断疾病，什么都可以替代，唯独切脉，无以替代。不经过亲自切脉，就下结论，开方子，很容易出现医疗事故。

中医古籍《六十一难》将四诊概括为："望而知之谓之神，闻而知之谓之圣，问而知之谓之工，切脉而知之谓之巧"这句话的意思是通过察望患者的表现就能知道病情病因，这样的人可以称作神仙了。

对于"望而知之谓之神，闻而知之谓之圣，问而知之谓之工"这三个环节，在这里暂时不作探讨，主要叙述"切脉而知之谓之巧"的笑话连连，希望在娱乐之中与大家共勉。

【案例1】一次，我在为一个女患者针灸治疗不孕症，扎上针以后，暂时有空闲，患者的丈夫要求顺便给他也切脉。我为他认真切脉，感觉脉象浮紧如弹索。我就说：你已经患冷阴重感冒了。他哈哈大笑起来说，大夫你竟开玩笑，我这身体、精神俱佳，哪来的感冒啊。我不慌不忙地说：是不是感冒你明天就见真章了。第二天上午，他果然来到我的诊所来看病，刚进门就一头栽倒在病床上，颤颤巍巍地说：大夫呀，我快不行了，全身都疼痛得不得了啊！我一边安慰他，一边赶紧给他针刺合谷穴、曲池穴、足三里穴，几针下去，一会儿就稳住神儿了。再一会儿，浑身冒汗，小伙子一下坐了起来，拉着我的手一再感谢。

这个案例说明什么呢？说明兵马未到，粮草先行，山雨欲来风满楼啊，病邪侵犯人体，人还没有感觉到风吹草动，脉象已经有了明显的感应了。所以，中医治病，未雨绸缪是很有道理的。

【案例2】老两口从医院出院后要求治神经官能症。老太太65岁，病情一发作，就出现左胁部位颤抖哆嗦，无法忍受。经诊断，原来是伤寒病寒邪（冷阴血）集聚于左胁下，主要采取三棱针点刺拔火罐放血的疗法，治疗半个月将近痊愈。正在这个时候，老太太突然出洋相！有一天，针灸治疗以后，老两口回旅店休息，傍晚时分，老先生突然气喘吁吁地来告诉我他老伴快不行了！我心里一激灵，这还了得！赶紧拿起出诊包跟老先生来到他们居住的旅店里，一见老太太正在浑身颤抖，在这种情况下，如果是西医的办法呢，首先测血压。而我虽然拿着血压计，却不用测血压的办法，我就按照老习惯，赶紧为老太太切脉，两个手腕六部脉切完以后，感到老太太六脉匀稳，脉象不浮不沉，不速不迟，不疾不徐，一派祥和脉象，我对老两口既高兴又很有把握地说：老太太的病症至此痊愈了。随后，我就用双手拇指均匀地点按大陵穴几秒钟，老太太颤抖的身体顿时稳定下来。老先生百般不解地问：既然病已经好了，为什么还出现反弹呢？我回答说：病魔折腾老太太多年，她感到重担在肩，压得喘不过气来，现在，病魔驱除，老太太如释重负，在这一刹那，感到好像肩上扛着一个大麻袋突然掉到地上，全身不由得一下感到倾斜欲倒，就出现刚才那个吓人的场面。我刚才点按双侧大陵穴，大陵穴是增强心脏动力和清除心脏杂念的主要穴位，就像计算机的杀毒软件一样。老先生一听，不住地点头赞许。第二天，老太太果然精神焕发，一身病症已然消失，开心回家了。试想，在这个紧急关头，如果单纯靠血压计测量，测量不出患者真实的情况，难免闹得手忙脚乱。

【案例3】8年前，一位部队退休的老首长李某领着70岁的老伴来看病，老伴患的是直肠溃疡，直肠内部有一片隐血瘀痕，医院基本断定为直肠癌变，特意从西安千里迢迢来求治。我在其腰俞穴三棱针点刺，拔火罐拔出瘀血的疗法治疗，效果还很好，半个月治好了。在给老首长的老伴治病期间，老首长让我也给他切脉，我给老首长仔细切脉，我感到十分惊讶，他的脉象平静如春风徐徐，如阳光明媚，如蓝天广阔，如大雁翱翔，你说那个稳劲，那个足劲，那个韧劲，那个匀劲，脉象不浮不沉，不速不迟，不疾不徐，一派祥和脉象。我问老首长：您好像从来就没闹过病，也从来也没吃过药？老首长爽朗地大笑说：你说对了，我从小到现在72岁，就不知道什么叫闹病，什么叫药啊。

这个案例说明，正气存内邪不可干，人体先天之本厚实，后天之本丰实，人的身体就一定会充实，像老首长这么好的身体素质，令人望而生叹啊。

【案例4】早孕试纸与切脉的笑话。曾经遇到一名女患者，因吃避孕药过量导致不孕多年，来治疗不孕症，不到1个月就治愈了，最后一次该来月经没有如期来，赶紧来检查，我一切脉，脉象滑数，认定确已怀孕。这位患者不敢相信，我告诉她1周后到医院化验，她跑了一家医院不甘心，又到几家医院化验，几家医院都确认早孕阳性，患者才勉强相信。到9个月后，果然顺产一女孩。

邻村一位小媳妇，结婚3年未怀孕，在本所治疗1个月，该来月经而应时没来，我给患者切脉，脉象滑数。我说：恭喜你已经怀孕了。患者半信半疑，我让她1周后到医院化验，化验回来，患者满脸沮丧。

我叮嘱她下周复诊。隔周患者如约而至，我仔细一切脉说，没错，一定是怀孕了。患者又到医院化验，化验回来还是满脸沮丧。再来，到了第三个周，患者如约而来，我切脉结果还是有孕，患者又到医院做早孕试验。化验回来，还是没有结果。直到第四周，患者到医院做早孕试验，才确认怀孕成功。

一场怀孕风波，历时1个月。今天我斗胆告诉大家一个秘密，切脉确认怀孕是有窍门的，你就说怀孕脉象一般是滑数，那么，怎么个滑数法？我的观点是，女同志一旦怀孕，由于胎儿的负担，导致心脏负担增加，只有加速心脏运转，才能保证婴儿的正常发育。所以，心脉就呈现稍微加快的韵律，这就是我们所说的数脉。那么，滑脉从何说起呢？女同志怀孕以后，肾也同时增加了负担，需要增添胎液维持胎儿的生长，胎液集聚形成了滑脉，心功能的数脉加上肾功能的滑脉，联合起来就形成滑数脉。

　　还有一点尤其重要，切脉分左右寸关尺，究竟哪个胳膊切脉确认怀孕比较精确些呢？我认为主要在于左胳膊左手腕，因为左手腕切脉主心肝肾，右手腕切脉主肺脾命。左手腕心脉主是否数脉，左手腕肾脉主是否滑脉。如果心脉数，肾脉滑，并且比较明显，那么，怀孕就基本确定了。还有更加细致的说法，这就靠咱们大家自己慢慢品味了。

　　怎样锻炼切脉的功夫呢？一言以蔽之，首先必须会切出正常脉象，掌握了正常脉象，才能辨别出病态脉象。

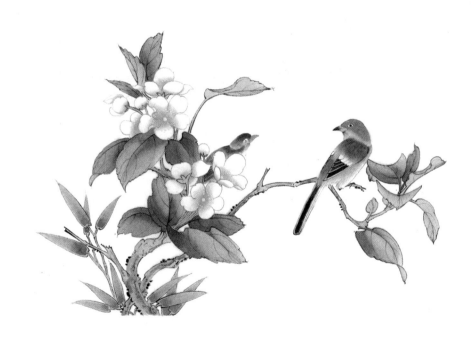

辨别假性艾滋病症状

什么是假性艾滋病患者呢？

首先，患者属情绪易怒的人群。由于当今社会的精神压力、工作压力及经济压力造成情绪紧张，肝气不疏发展到气郁化火，肝火下移积聚于下焦部位，郁而化火生毒以至于局部溃烂。

其次，患者由于长期过度的受损，导致某些部位长期瘀血不散，瘀而化毒导致局部溃烂。

对于第一情况的患者，脉诊弦急而数就可以辨别。遇到这种患者，往往给患者开具龙胆泻肝汤加减或者针灸中极穴、太冲透行间穴和三阴交穴即可以治疗痊愈。

对于第二情况的患者，脉诊肝脉沉数即可辨别，开具凉血化瘀汤加减，再嘱咐患者节制房事。或者针灸曲骨穴、血海穴即可收到很好的效果。

中国科学技术出版社医学分社图书书目

ISBN	书　名	作　者
名家名作		
978-7-5046-7359-6	朱良春精方治验实录	朱建平
978-7-5046-8287-1	柴松岩妇科思辨经验录：精华典藏版	滕秀香
978-7-5046-8136-2	印会河脏腑辨证带教录	徐远
978-7-5046-8137-9	印会河理法方药带教录	徐远
978-7-5046-7209-4	王光宇精准脉诊带教录	王光宇
978-7-5046-8064-8	王光宇诊治癌症带教录	王光宇
978-7-5046-7569-9	李济仁痹证通论	李济仁，仝小林
978-7-5046-8168-3	张秀勤全息经络刮痧美容（典藏版）	张秀勤
978-7-5046-9267-2	承淡安针灸师承录（典藏版）	承淡安
978-7-5046-9266-5	承淡安子午流注针法（典藏版）	承淡安
经典解读		
978-7-5046-9473-7	《内经》理论体系研究	雷顺群
978-7-5046-8124-9	新编《黄帝内经》通释	张湖德
978-7-5046-8691-6	灵枢经讲解——针法探秘	胥荣东
978-7-5046-7360-2	中医脉诊秘诀：脉诊一学就通的奥秘	张湖德，王仰宗
978-7-5046-9119-4	《医林改错》诸方医案集	甘文平
978-7-5046-8146-1	《醉花窗》医案白话讲记	孙洪彪，杨伦
978-7-5046-8265-9	重读《金匮》：三十年临证经方学验录	余泽运
978-7-5046-9163-7	《药性歌括四百味》白话讲记①	曾培杰
978-7-5046-9205-4	《药性歌括四百味》白话讲记②	曾培杰
978-7-5046-9277-1	《药性歌括四百味》白话讲记③	曾培杰
978-7-5046-9278-8	《药性歌括四百味》白话讲记④	曾培杰
978-7-5046-9526-0	《药性歌括四百味》白话讲记⑤	曾培杰
978-7-5046-9527-7	《药性歌括四百味》白话讲记⑥	曾培杰
978-7-5046-9528-4	《药性歌括四百味》白话讲记⑦	曾培杰

ISBN	书 名	作 者
978-7-5046-9529-1	《药性歌括四百味》白话讲记⑧	曾培杰
978-7-5046-9487-4	《药性歌括四百味》白话讲记⑨	曾培杰
978-7-5046-7515-6	病因赋白话讲记	曾培杰，陈创涛
978-7-5236-0013-9	《运气要诀》白话讲记	孙志文
978-7-5236-0189-1	《脾胃论》白话讲解	孙志文
临证经验（方药）		
978-7-5236-0051-1	中成药实战速成	邓文斌
978-7-5236-0049-8	用中医思维破局	陈腾飞
978-7-5046-9072-2	误治挽救录	刘正江
978-7-5046-8652-7	经方讲习录	张庆军
978-7-5046-8365-6	扶阳显义录	王献民，张宇轩
978-7-5236-0133-4	扶阳临证备要	刘立安
978-7-5046-7763-1	百治百验效方集	卢祥之
978-7-5046-8384-7	百治百验效方集·贰	张勋，张湖德
978-7-5046-8383-0	百治百验效方集·叁	张勋，张湖德
978-7-5046-7537-8	国医大师验方秘方精选	张勋，马烈光
978-7-5046-7611-5	悬壶杂记：民间中医屡试屡效方	唐伟华
978-7-5236-0093-1	悬壶杂记（二）：乡村中医30年经方临证实录	张健民
978-7-5046-8278-9	男科疾病中西医诊断与治疗策略	邹如政
978-7-5046-8593-3	百病从肝治	王国玮，周滔主
978-7-5046-9051-7	基层中医之路：学习切实可行的诊疗技术	田礼发
978-7-5046-8972-6	广义经方群贤仁智录（第一辑）	邓文斌，李黎，张志伟
978-7-5236-0010-8	杏林寻云	曹云松
978-7-5236-0223-2	打开经方这扇门	张庆军
临证经验（针灸推拿）		
978-7-5046-9477-5	针刀治疗颈椎病	陈永亮，杨以平，李翔，陈润林